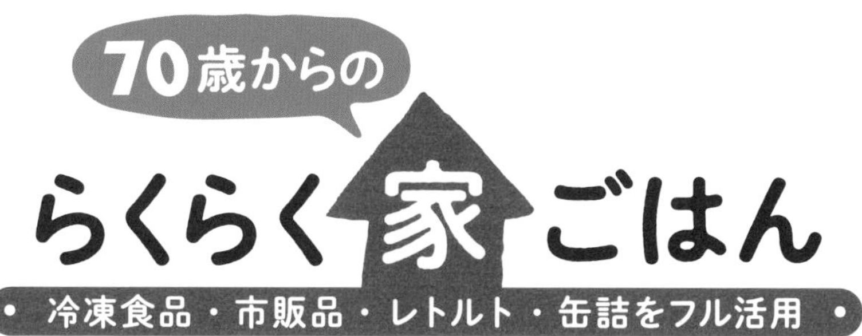


中村育子

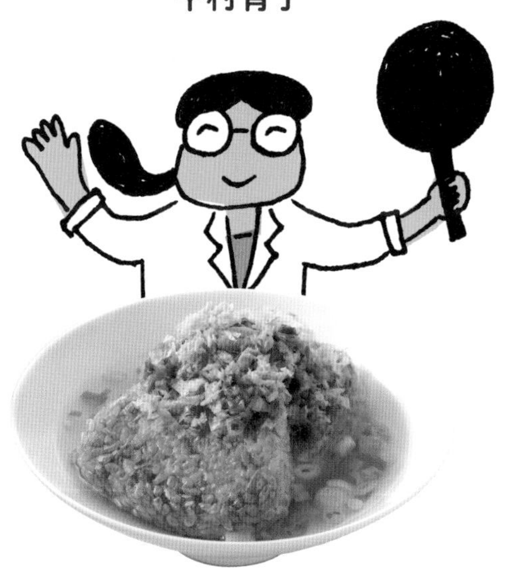

女子栄養大学出版部

# はじめに

私は以前、板橋区の施設で利用者さんの食事などの給食管理と、区の委託で地域高齢者に届けるお弁当のメニューを作る仕事をしていました。ある寒い朝、翔子さんというかたのお弁当が1つ残されていて、私が持って行ったのですが、残念ながら心不全を起こし亡くなっていました。以前から「食欲が出ない」とおっしゃっていたのに、管理栄養士として何かできることがあったのではないかと、打ちひしがれました。この出来事がきっかけで患者様と直接かかわる仕事がしたいと思い、東京都足立区の福岡クリニックで在宅医療の世界の扉をあけました。

在宅訪問管理栄養士は、医師の指示のもと、在宅で診療を受ける患者さんの自宅を訪ねて栄養指導を行ないます。不足している栄養素をどう補ったらよいかをアドバイスするのがおもな仕事です。ときにはいっしょに料理を作ったりもします。

20年以上、いろいろな家庭を訪問し、食事面や栄養に問題を抱えている人が大勢いることを知りました。最近は老老介護や男性介護者も増えており、特に、料理をしてこなかった男性がメインの介護者になると家事が負担になり、追い詰められてしまうケースも見てきました。

もっともっと調理のハードルを下げられないか……。

そういう思いで市販品をフル活用した簡単料理をお伝えするようになりました。調理の時間を短縮し、食事の支度が楽になると生活に「余力」が生まれます。「ああ、こんなに楽に料理ができるんだ」という実感が得られ、自分が好きに使える時間や、家族と会話する時間も増えると思います。そのアイデアを本書に詰め込みました。訪問栄養指導で培った経験がお役に立てたらこんなにうれしいことはありません。

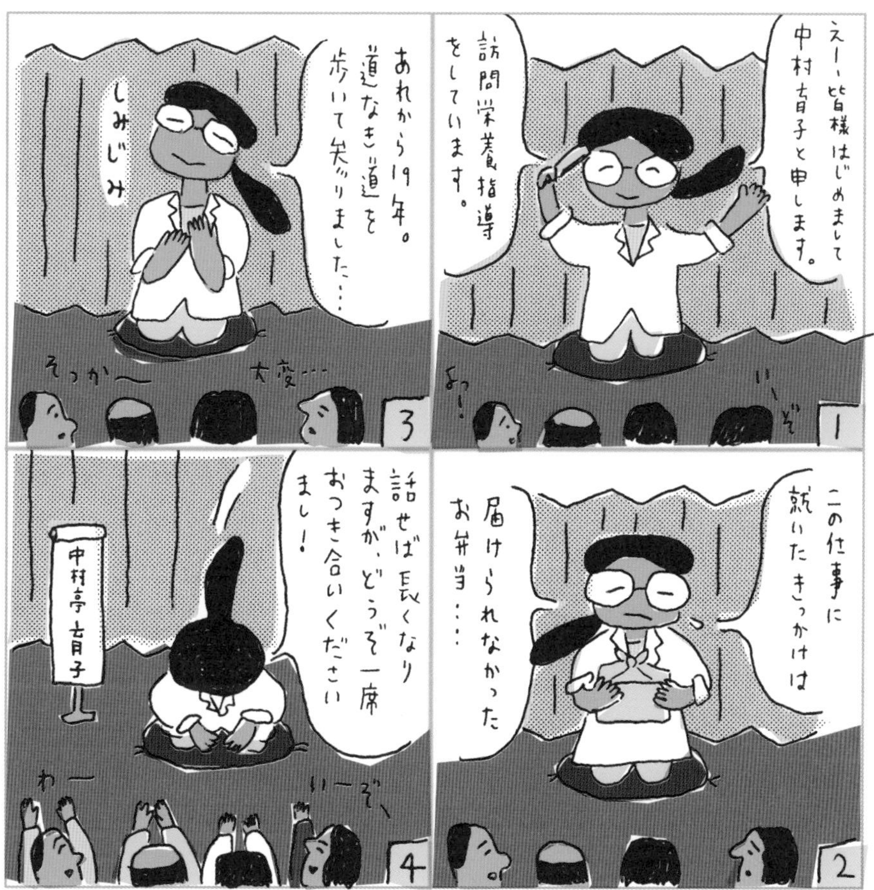


## 本書のおすすめポイント

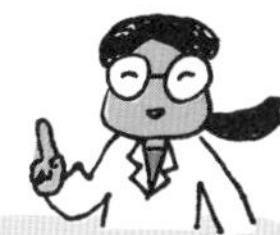

**❶ レシピ充実!**
市販品をフル活用して高齢者好みのらくらく料理をご紹介。

**❷ 安心の相談室**
訪問栄養指導件数日本一の経験から、皆さんのお悩みにお答えします。

**❸ 現場でも役立つ!**
訪問栄養指導の実際とそのノウハウをご紹介します。

# 作る人も食べる人も笑顔に！
# この本が役立つ人

少し楽ができるわ

自分でも作れそう

## 在宅で暮らす高齢のかた

元気に長生きするためには、男女に関係なく、食事の支度はできるだけ自分ですることが大切になります。この本では、少ない材料でできるらくらく料理を紹介しました。以前より台所に立つのがおっくうになってきた人にも、うれしい料理が盛りだくさんです。

## 介護に携わる人※

※おもに介護している家族・ホームヘルパー・ケアマネジャーなど

冷凍食品、総菜、缶詰、レトルト介護食品をフル活用し、介護者の負担を軽減する料理を紹介しました。料理に慣れない男性介護者にも配慮したアイデア料理です。家族や介護者のよくある悩みにも「おうちごはんと栄養の相談室」でこたえました（72 ページ）。

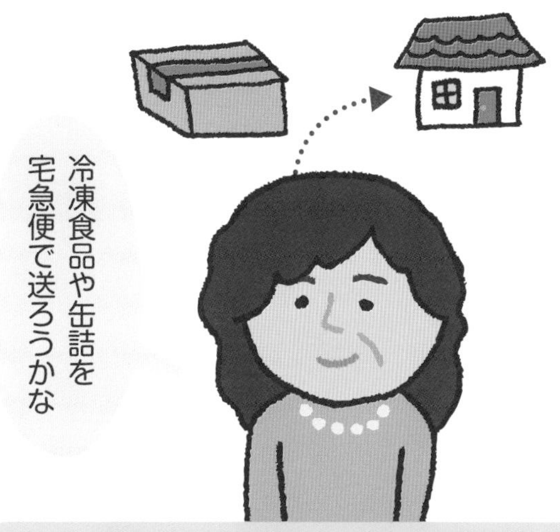


## 親のごはんが気になる人

高齢になるとさまざまな理由から食欲が低下したり、噛みづらいものが増えるなどして食事量が減ることがあります。「おうちごはんと栄養の相談室」では、同居の有無にかかわらず、親のごはんをサポートするときに役立つ情報を紹介しました（72 ページ）。

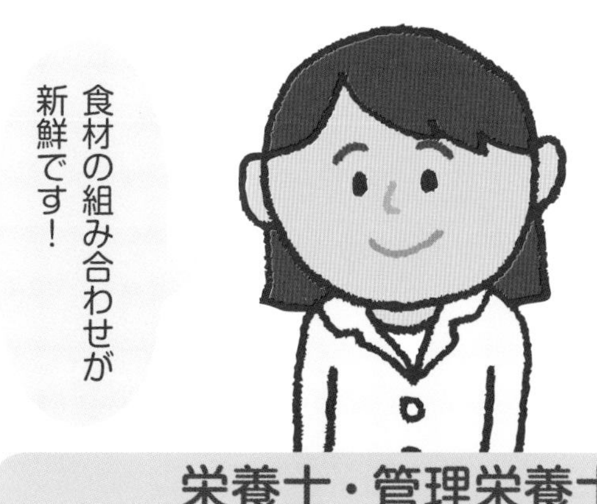


## 栄養士・管理栄養士

在宅の現場では、身近な材料を使った男性介護者でも作りやすい料理が必要とされています。この本では、市販品とほかの食材との組み合わせたアレンジ料理を紹介しました。「在宅高齢者の栄養指導のポイント」も参考にしてください（94 ページ）。

# もくじ



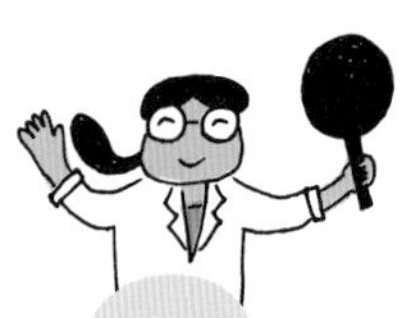

## らくらく家ごはんの作り方

### 本書について

摂食嚥下（えんげ）障害や治療食の指示を受けている人は、医師や専門家に相談のうえご活用ください。

### レシピの見方

- 食品（肉、魚、野菜、果物など）の重量は特に表記のない場合はすべて正味重量です。正味重量とは、皮、骨、殻、芯、種など食べない部分を除いた実際に口に入れる重量のことです。
- 1カップ＝200ml、大さじ1＝15ml、小さじ1＝5mlです。
- 電子レンジのワット数はレシピごとに記載しています。加熱時間は目安です。お使いの機種に合わせて加減してください。
- レシピに使用した商品は、内容やパッケージが変更になることがあります。ご了承ください。

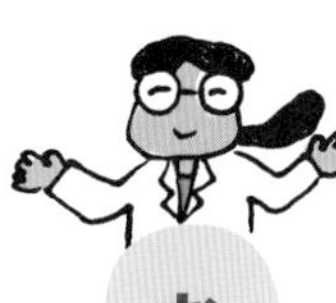

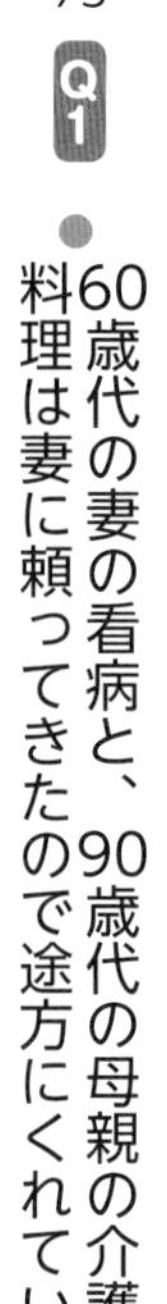

## おうちごはんと栄養の相談室　72

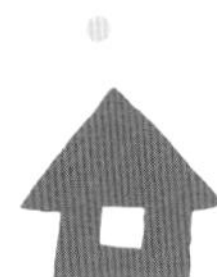

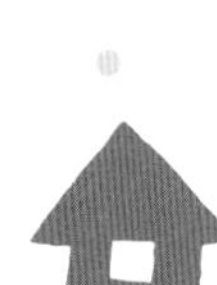

コラム 訪問栄養ノート



## お役立ちレシピ・参考サイト

●味の素冷凍食品
冷凍食品アレンジレシピ
https://www.ffa.ajinomoto.com/recipe/katsuyoujutsu

商品情報
https://www.ffa.ajinomoto.com/products

●味の素
栄養管理と介護のための
お役立ちレシピ
https://www.ajinomoto.co.jp/nutricare/recipe/?scid=av_ot_top_nutricarerecipe

商品情報
https://www.ajinomoto.co.jp/products/?scid=av_ot_pc_cojphead_products

●マルハニチロ
メディケア食品・レシピ
https://www.medicare.maruha-nichiro.co.jp/recipe/zaitaku/

商品情報
https://www.medicare.maruha-nichiro.co.jp/

●キユーピー
やさしい献立
https://www.kewpie.co.jp/udfood/

●日本冷凍食品協会
冷食オンライン
（冷凍食品情報サイト）
https://online.reishokukyo.or.jp/

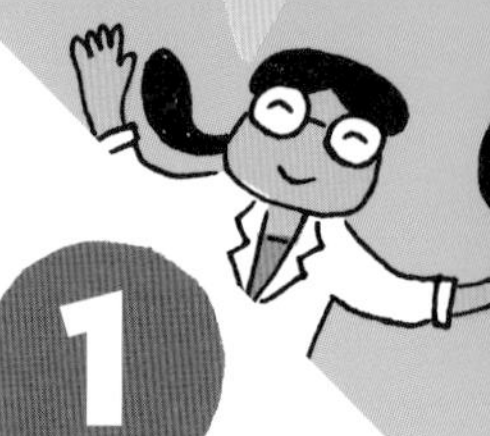

らくらく家ごはん・3つのポイント

# 1 少しのくふうで食べやすくなる

たいせつなのは、その人にとって食べやすい大きさにすることです。咀嚼や飲み込みにほとんど支障がない人でも、大きなものやかたいものはだんだんと食べづらくなります。また虫歯や口内炎の痛みなどでしばらくの間、かたいものを避けたくなることもありますね。そういう場合は、普通のおかずをいつもより少し細かく切ったり、少し長く煮るだけで充分に食べやすくなります。

## 切り方と煮る時間を変えて食べやすくする

### 以前よりも小さく切る

食べる人にとって、食べやすい大きさに切ります。

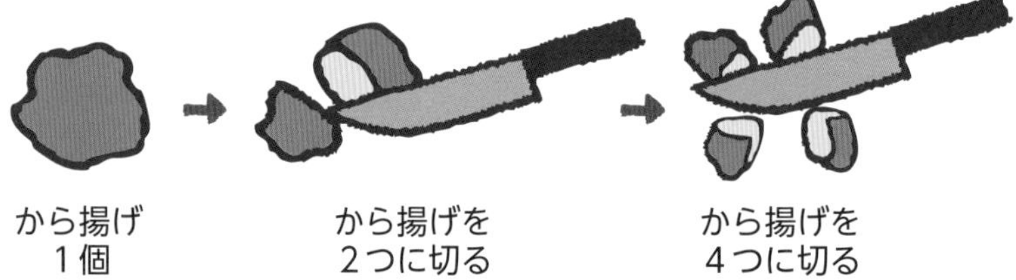

から揚げ
1個

から揚げを
2つに切る

から揚げを
4つに切る

### 10 分長く煮る

煮る時間を長めにすると、よりやわらかく煮えます。

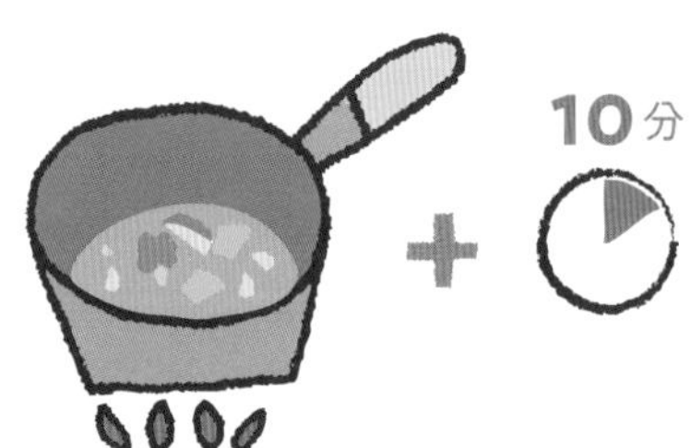

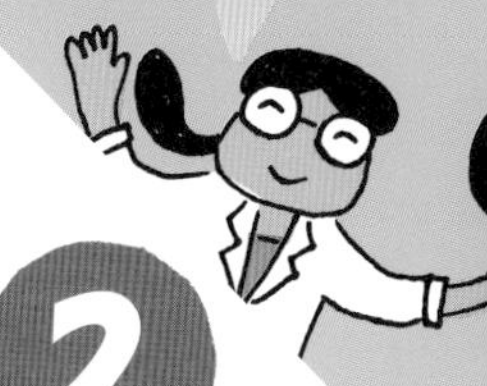

らくらく家ごはん・3つのポイント

# 2 飲み込みを助ける食品を味方に

高齢になり、だ液が少なくなると、パサパサしている物や、口の中でバラつく物は食べづらく感じることもあります。食べたときに、口の中でまとまりをよくし、飲み込みやすくしてくれる「つなぎ役」になる食品や調味料でくふうすると食べやすくなります。

## 「つなぎ役」になり、飲み込みを助ける食品

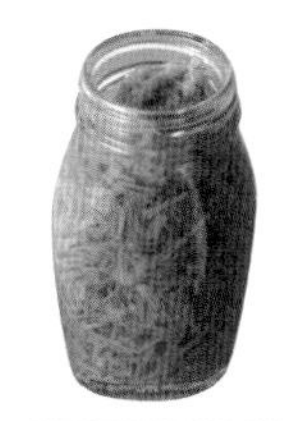

**なめたけ**

たれのように使ったり、煮物に使う。

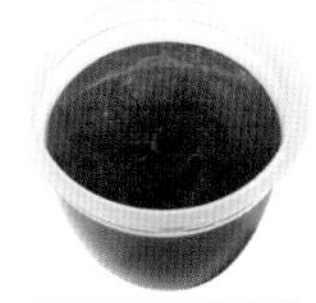

**もずく酢**

ごはんに混ぜたり、あえ物に使う。

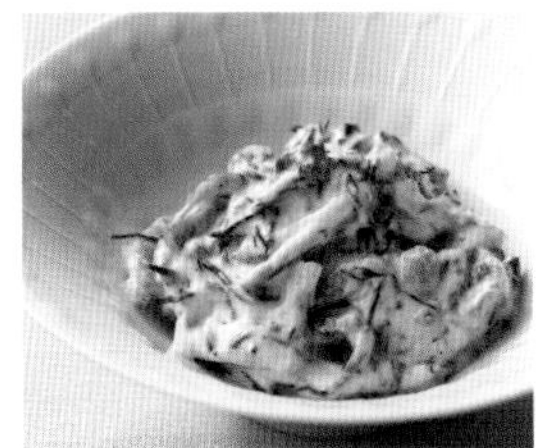

**豆腐**

白和えにする。

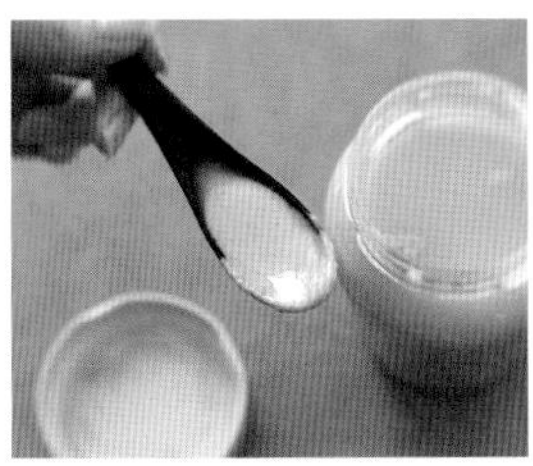

**練りごま**

あえ物に使う。

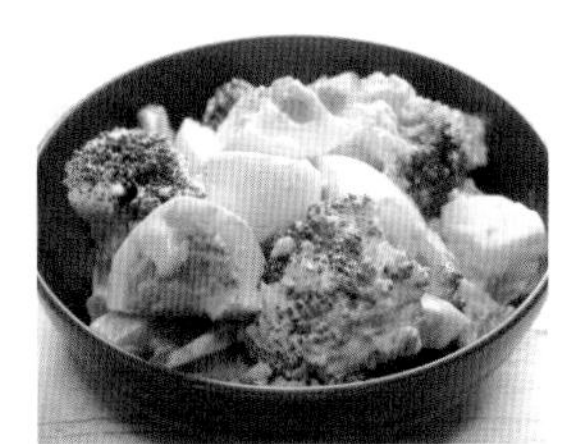

**マヨネーズ**

いため物やあえ物に使ったり、パンに塗ったりする。

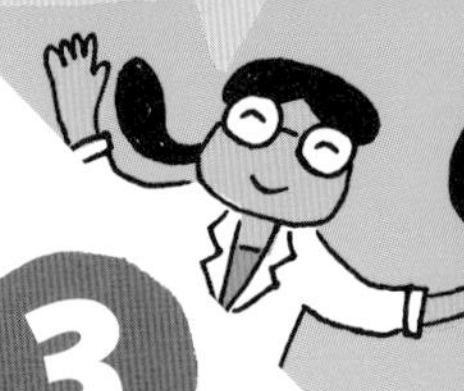

らくらく家ごはん・3つのポイント

# 3 介護食もアレンジで簡単に

介護食を最初から作るよりも、普通の食事に手を加えながら介護食に展開するほうが味つけの失敗がありません。この本で紹介している料理は普通食がほとんどですが、食べる人に合わせてかたさを調整すれば、噛む・飲み込むが困難な人でも食べやすい介護食が簡単にできます。

覚えておくと役立つ

## 普通の食事 ▼ 介護食の簡単なアレンジ方法

### サケとポテトのマヨネーズ焼き 45ページ

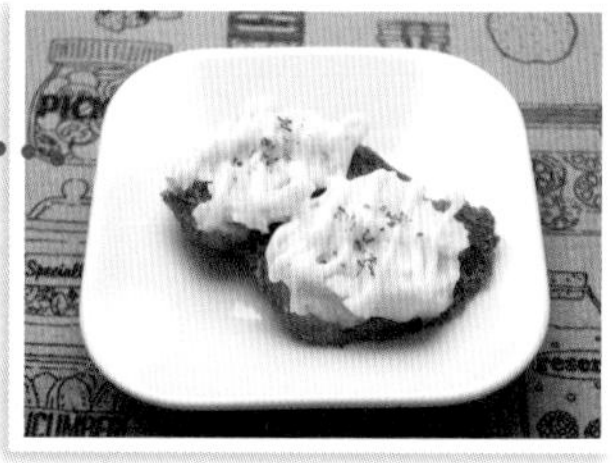

容易に噛める

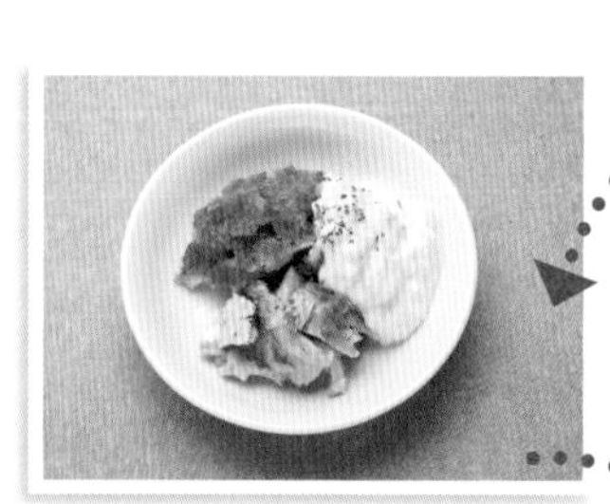

歯ぐきでつぶせる

サケフライを細かく刻んで、
牛乳でのばしたポテトサラダを添える。

舌でつぶせる

刻んだサケフライをやわらかく煮て、
牛乳でのばしたポテトサラダをかける。

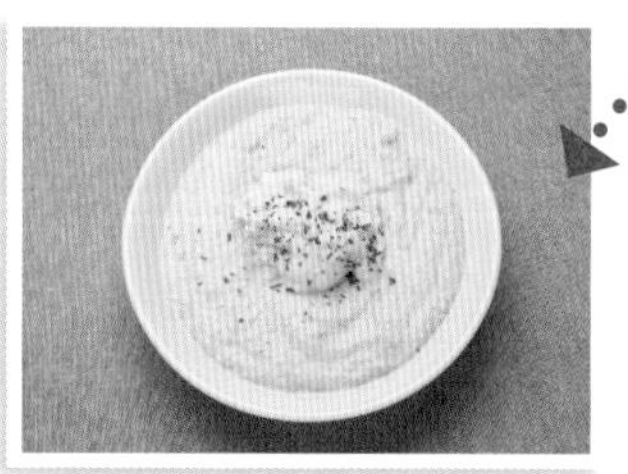

噛まなくてよい

ミキサーなどでペースト状にして
とろみ剤でとろみをつける。

## とろとろ卵丼 51ページ

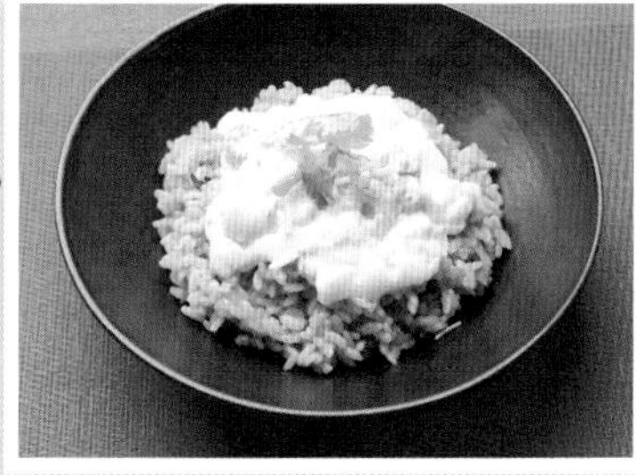

**容易に噛める**

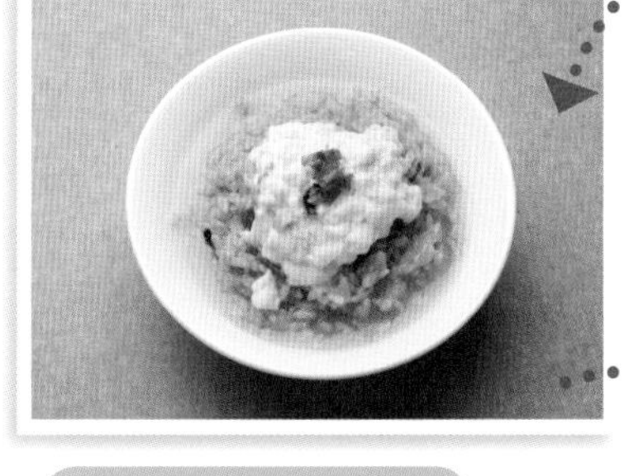

**歯ぐきでつぶせる**

水を足し、軽く煮る。

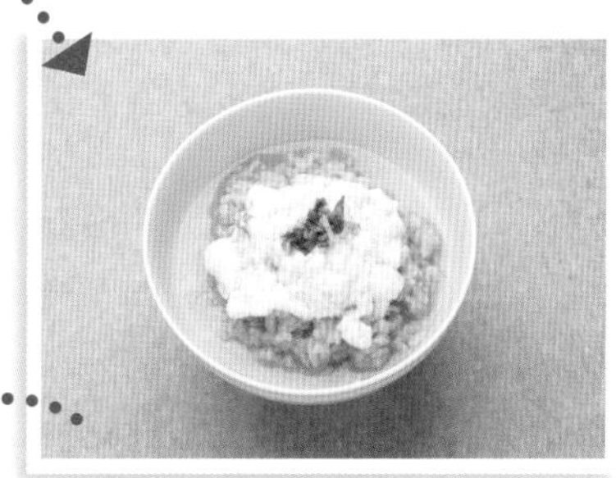

**舌でつぶせる**

水を足し、やわらかく煮る。

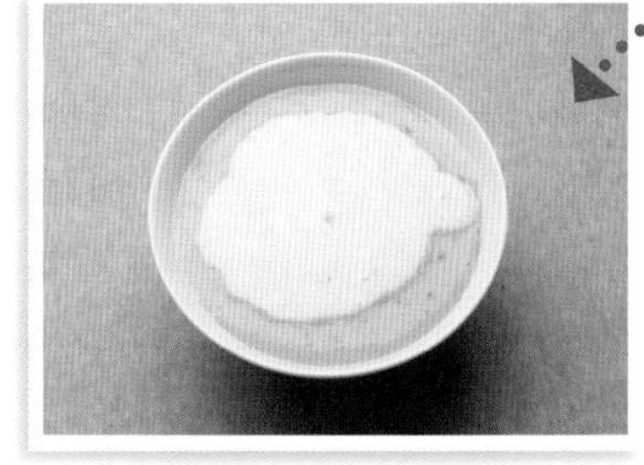

**噛まなくてよい**

ミキサーなどでペースト状にして
とろみ剤でとろみをつける。

冷凍食品のギョーザもシューマイもやわらかく煮てミキサーなどでペースト状にすれば、味も風味もよい介護食として活用できます。がんばって最初から作っても体調によって食べてくれないこともあるので、家族もいっしょに食べられる普通の食事をアレンジするほうがストレスが軽減されます。

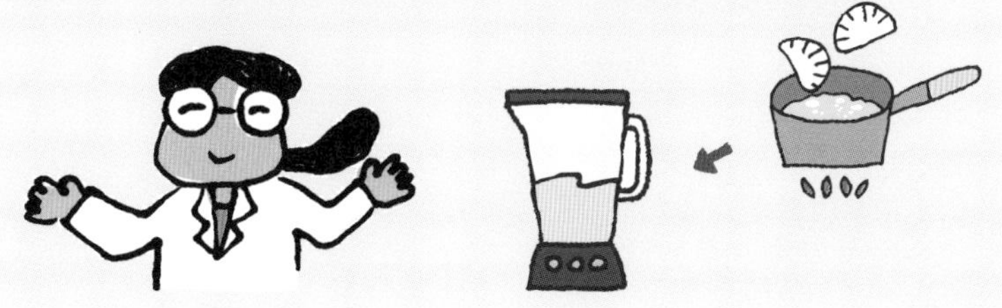

# 食事の支度を楽にするコツ

この本では、冷凍食品、総菜、缶詰、レトルト介護食品などにほんの少しだけ手を加えた料理を紹介します。たとえば冷凍の鶏肉のから揚げと冷蔵庫にある野菜をいっしょに煮るなど簡単なものばかりです。そのまま食べてもおいしい市販品を活用することで、彩りや風味のよい料理がすぐにできます。がんばりすぎず、食事の支度が楽にできるようになると、自分のために使える時間や家族との会話が増え、ゆとりができます。

**市販品の3大メリット**

- 下ごしらえの手間が省ける
- 味つけの失敗がない
- すべて手作りするより安価

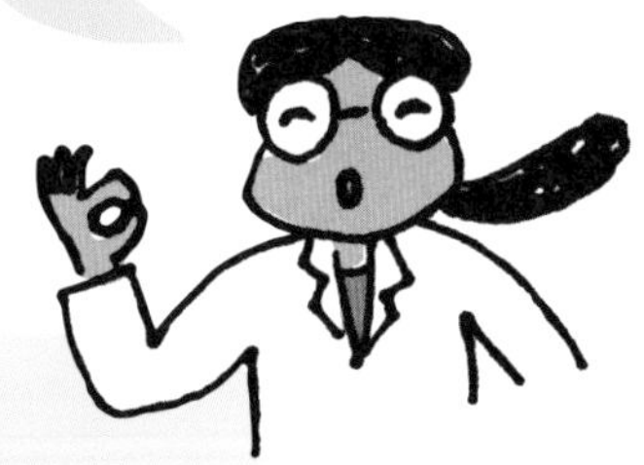

**塩分のこと**

これまで生活習慣病予防に努めてきたかたは、市販品は味つけが濃く、塩分が高いことを気にしているかもしれません。確かに生活習慣病予防のために減塩はたいせつですが、まずは「しっかり食べること」が優先。塩分を気にして食事の量が減るほうが気がかりです。ほかの料理をくふうして食事全体で塩分を調整すればいいでしょう。

# この本に登場する市販品のポイント

## 冷凍食品

とれたて作りたての風味や栄養がそのまま凍結保存された食品です。買いおきでき、使う分だけ解凍できるので無駄なし。

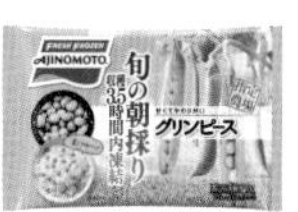


冷凍グリンピース

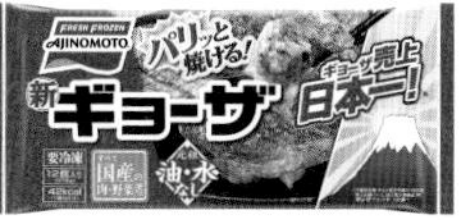


冷凍ギョーザ

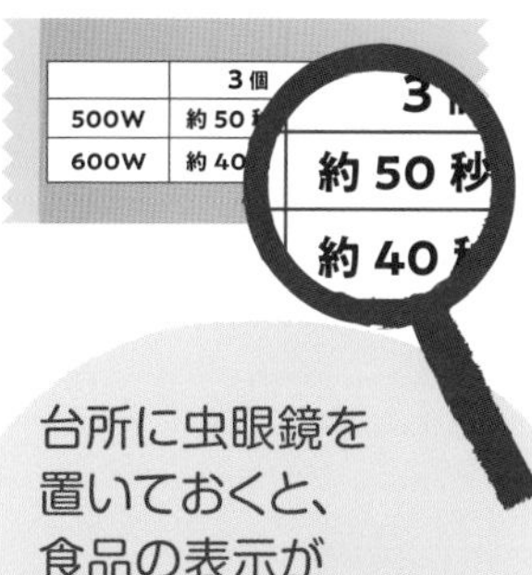


## 総菜

豚カツやコロッケなどの揚げ物やきんぴらは、調理を少しくふうするだけでより食べやすくなり、料理の幅が広がります。

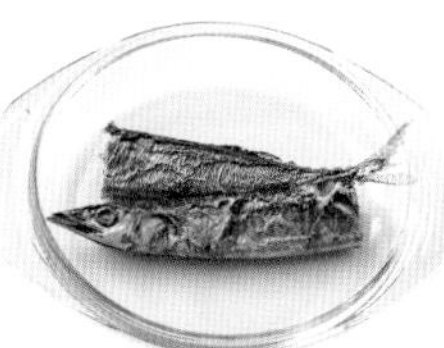

サンマの塩焼き

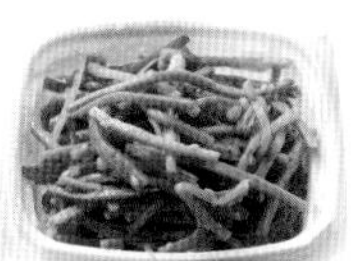

きんぴら（総菜）

## 缶詰

常温で長期間保存でき、そのまま食べられます。ツナ油漬け缶・煮魚の缶詰はあえ物や煮物の具にも使えます。

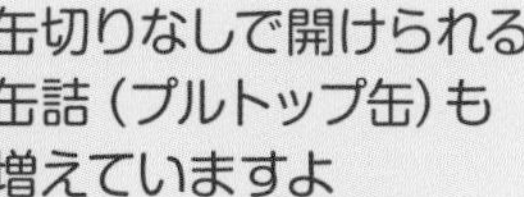


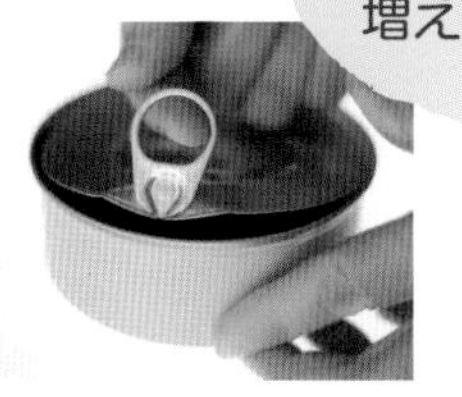

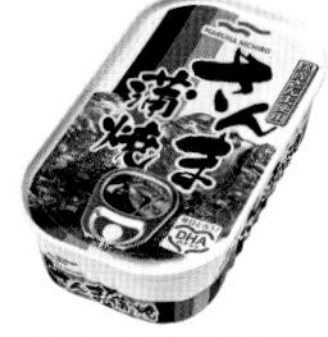

サンマかば焼き缶

## レトルト介護食品

温めれば食べられ、アレンジも簡単にできます。歯が抜けたり、虫歯や舌（ぜつ）がんの治療時の栄養補給にも役立ちます。

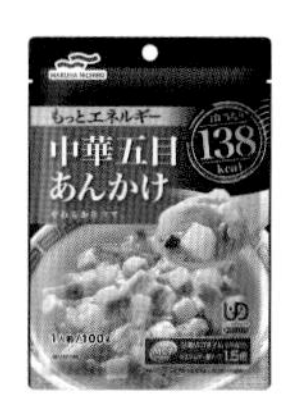


中華五目あんかけ
（レトルト介護食品）

# 介護食品＋市販品で介護も楽に

この本では、普通の食事のほか、調理をこれまでしてこなかった男性でも作りやすい介護食も紹介しています。小さく煮たり、ミキサーにかけて食べやすくしていく方法（12ページ）のほかにも、介護食品（食べやすさに配慮されたユニバーサルデザインフード）をとり入れることで噛みやすく、飲み込みやすい食事にすることもできます。

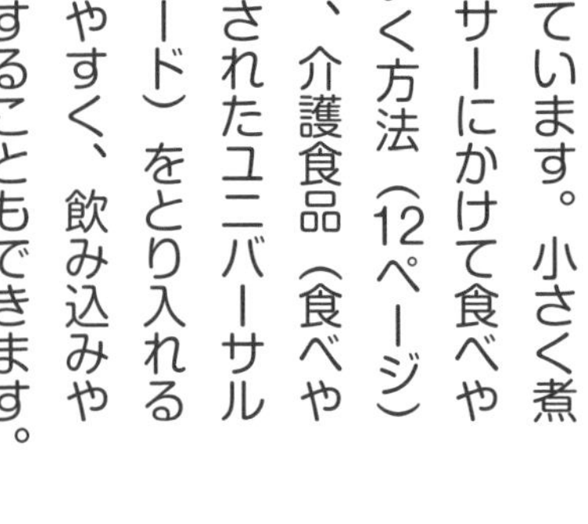


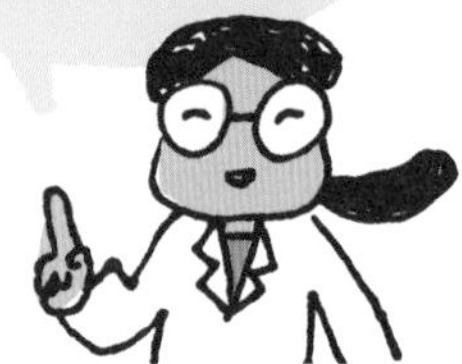

## ユニバーサルデザインフードを選ぶ目安

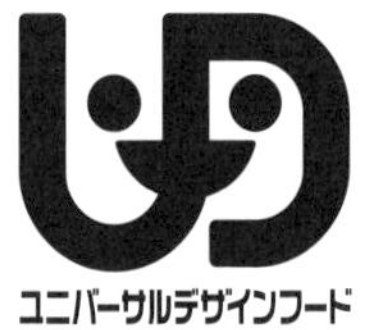


ユニバーサルデザインフードとは、食べやすさに配慮した食品のこと。日本介護食品協議会が制定した規格に適合した食品にロゴマーク（右）とかたさの目安が示されています。

| 区分 | | 容易にかめる | 歯ぐきでつぶせる | 舌でつぶせる | かまなくてよい |
|---|---|---|---|---|---|
| かむ力の目安 | | かたいものや大きいものはやや食べづらい | かたいものや大きいものは食べづらい | 細かくてやわらかければ食べられる | 固形物は小さくても食べづらい |
| 飲み込む力の目安 | | 普通に飲み込める | ものによっては飲み込みづらいことがある | 水やお茶が飲み込みづらいことがある | 水やお茶が飲み込みづらい |
| かたさの目安 | ごはん | ごはん～やわらかごはん | やわらかごはん～全がゆ | 全がゆ | ペーストがゆ |
| | さかな | 焼き魚 | 煮魚 | 魚のほぐし煮（とろみあんかけ） | 白身魚の裏ごし |
| | たまご | 厚焼き卵 | だし巻き卵 | スクランブルエッグ | やわらかい茶わん蒸し（具なし） |

出典：日本介護食品協議会

介護食品と市販品や総菜、菓子を
組み合わせた１日の献立例です。
味つけいらずでエネルギーやたんぱく質などを
補うことができます。

# 1日の献立例

## 朝食

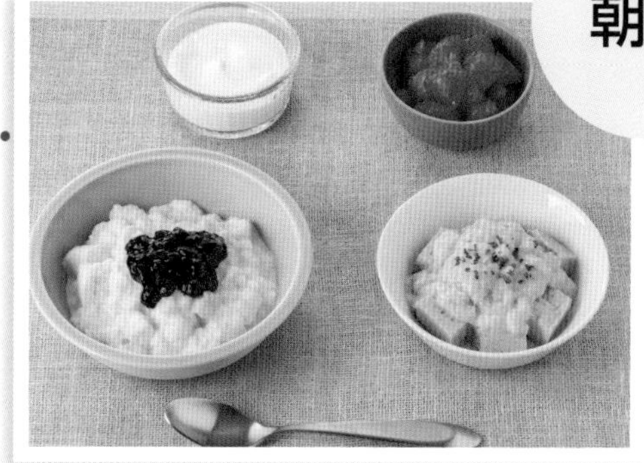

- 食パンを牛乳で煮たパンがゆ＋ジャム
- エビグラタン（レトルト介護食品）をかけた厚焼き卵

↓ 作り方は69ページ

- トマト
- ヨーグルト

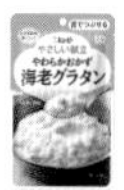

## 間食

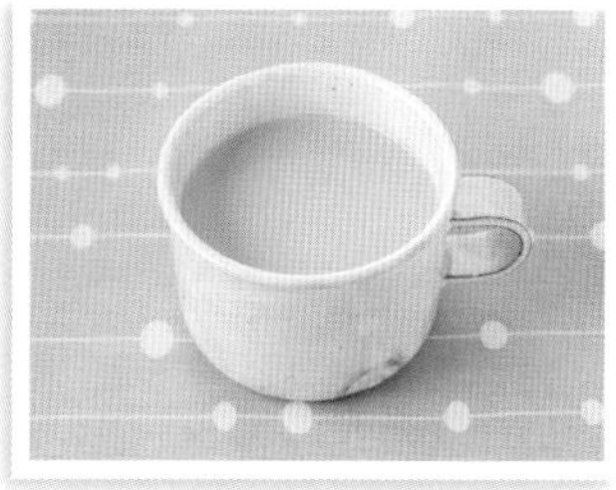

- ミルクティー

## 昼食

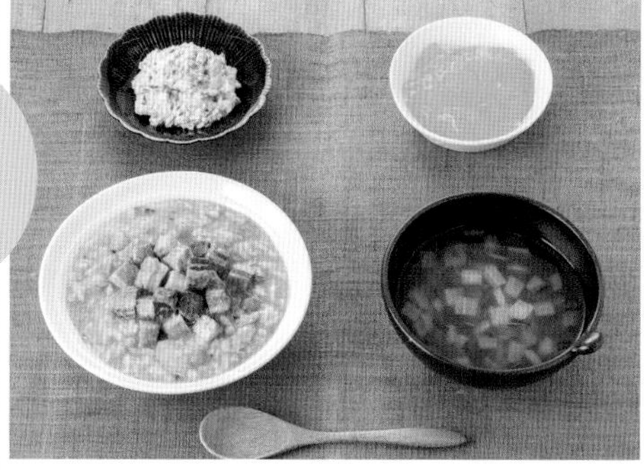

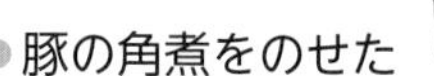

- 豚の角煮をのせた
チャーハン（カップ入り介護食品）
- にんじんの白あえ
- チンゲン菜入り中華スープ
- みかんゼリー（介護食品）

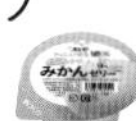

## 間食

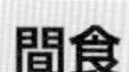

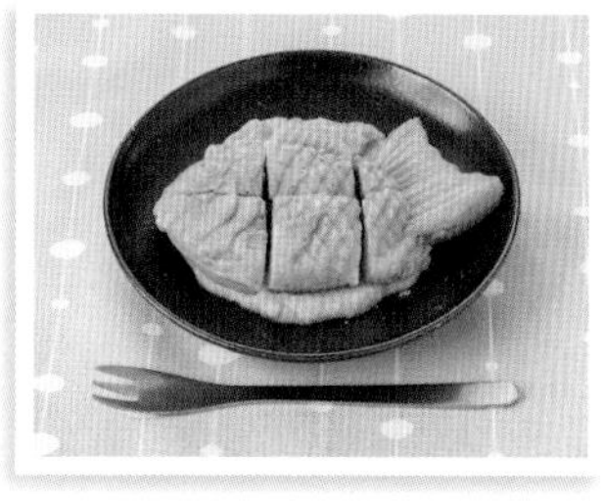

- 冷凍たい焼き（またはコンビニの
やわらかいミニたい焼き）＋
うぐいす豆のペースト
（レトルト介護食品）

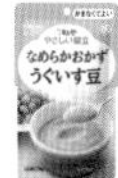

## 夕食

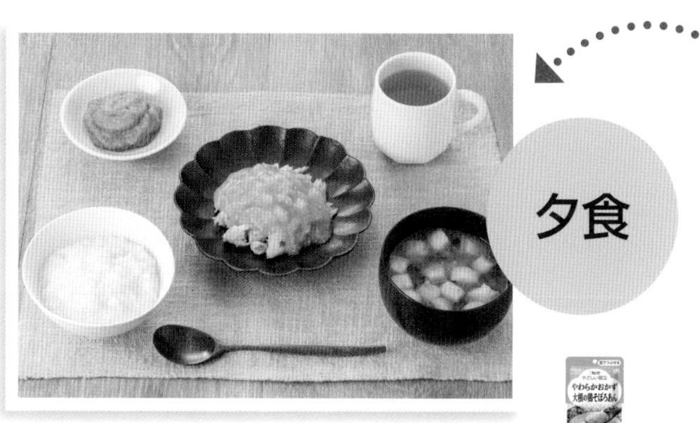

- おかゆ
- 大根の鶏そぼろあん（レトルト介護食品）をかけた焼き魚
- かぼちゃの含め煮（レトルト介護食品）
- みそ汁
- ほうじ茶

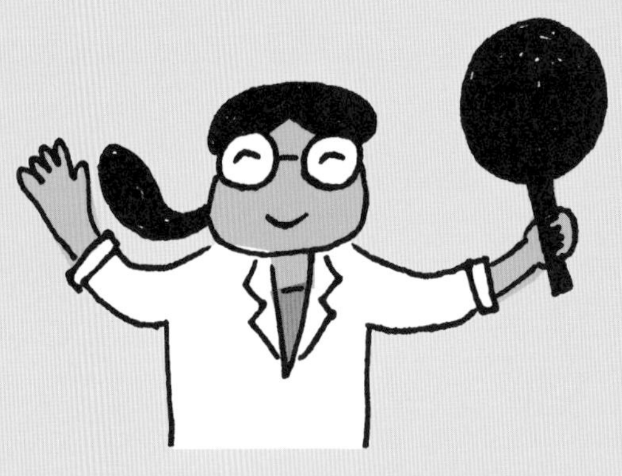

# らくらく家ごはんの作り方

冷凍食品・総菜・缶詰・レトルト介護食品などを活用した簡単なアレンジ料理を紹介します。どれも少ない材料でらくらくできるものばかり。食べる人も作る人も気持ちにゆとりが生まれます。

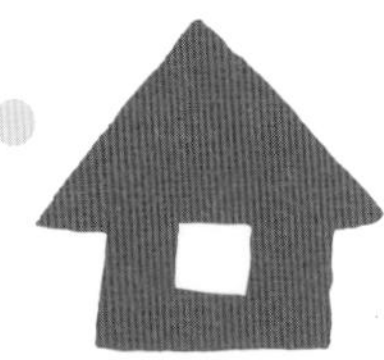

焼いてよし、煮てもよし。たんぱく質と炭水化物がいっしょにとれる便利食材です。

＼やさしい味の具だくさんスープ／

# ギョーザのスープ

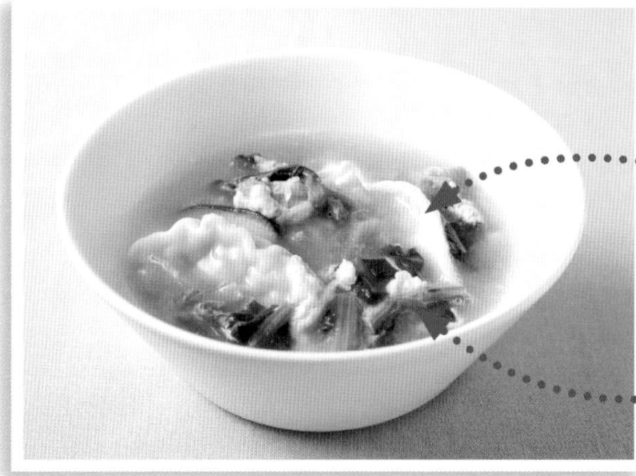

使用器具

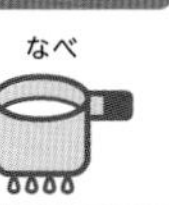


139kcal

たんぱく質 7.3g

食塩相当量 1.4g

使用商品

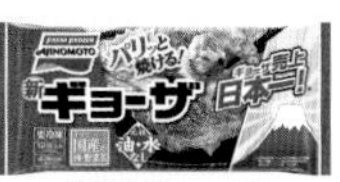

冷凍ギョーザ

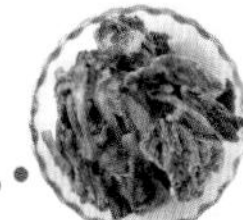

冷凍ほうれん草

## 材料　1人分

冷凍ギョーザ……2個
冷凍ほうれん草……15g
白菜（食べやすい大きさに切る）……20g
生しいたけ（石づきを除く）……5g
湯……1カップ
とき卵……½個分
顆粒和風だし……少量
しょうゆ……小さじ½(3g)

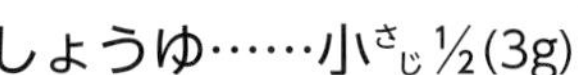

## 作り方

1 なべに湯を沸かし、冷凍ギョーザ、白菜、しいたけを入れて4分以上、具がやわらかくなるまで煮る。

2 冷凍ほうれん草を加え、ひと煮立ちしたら、顆粒和風だし、しょうゆで調味する。

3 とき卵をまわし入れ、ひと煮立ちしたら火を消し、器に盛る。

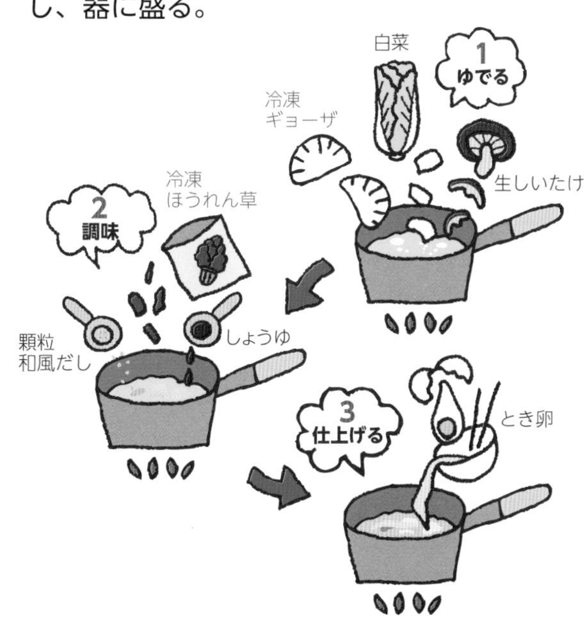


ポイント

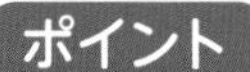

- 冷凍ギョーザでたんぱく質を確保します。
- 冷凍ほうれん草を使うと、カロテンやカルシウムなどが手軽に補えます。

＼ボリュームのある洋風煮込みが手軽に／

# 夏野菜とギョーザのトマト煮

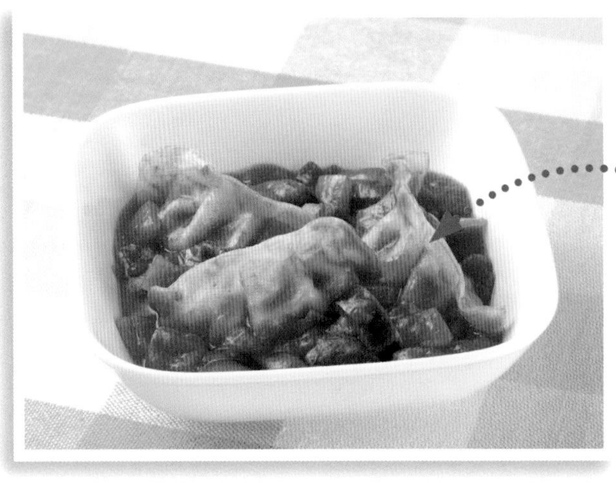

使用器具

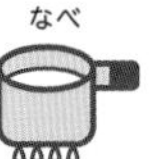


240kcal
たんぱく質 6.3g
食塩相当量 2.2g

使用商品

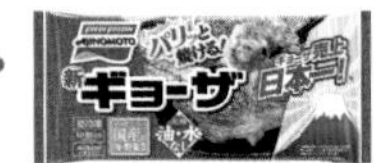
冷凍ギョーザ

ギョーザは煮ることで皮がやわらかくなり、食べやすくなります。

**材料　1人分**

冷凍ギョーザ……3個
なす……15g
ピーマン……½個
玉ねぎ……20g
A 顆粒コンソメ……小さじ¼
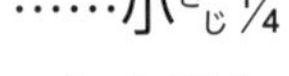
A トマト水煮缶（カットタイプ）……100g
A 水……¼カップ
サラダ油……大さじ½
塩・こしょう……各少量

**作り方**

1 なす、ピーマンは小さめの一口大に、玉ねぎは1㎝角に切って油でいためる。
2 Aを加えて冷凍ギョーザを加えて弱火でときどきかき混ぜながら10分ほど煮る。
3 塩、こしょうで味をととのえる。

**ポイント**

● これ1品で1日にとりたい野菜の半分近くがとれます。
● なす、ピーマン、玉ねぎは、いためることで甘味が引き出されます。

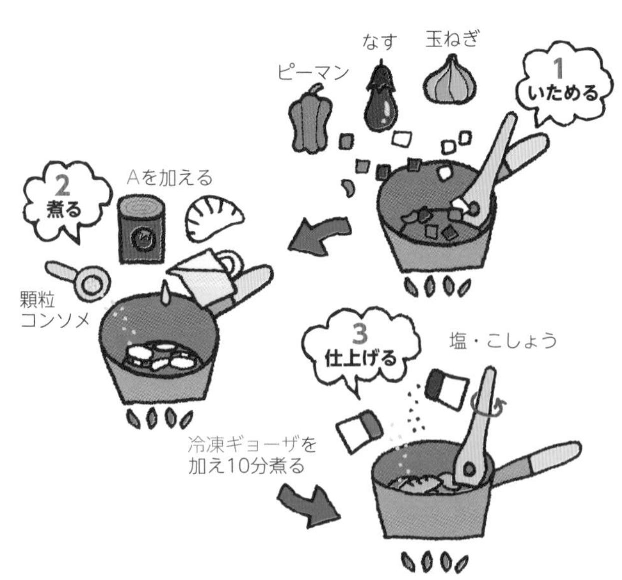

ギョーザはゆでてからポタージュに浸して焼くことで、耳がかたくなるのを防ぎます。

＼表面はこんがり、中はしっとりでボリューム満点／

# ギョーザのチーズ焼き

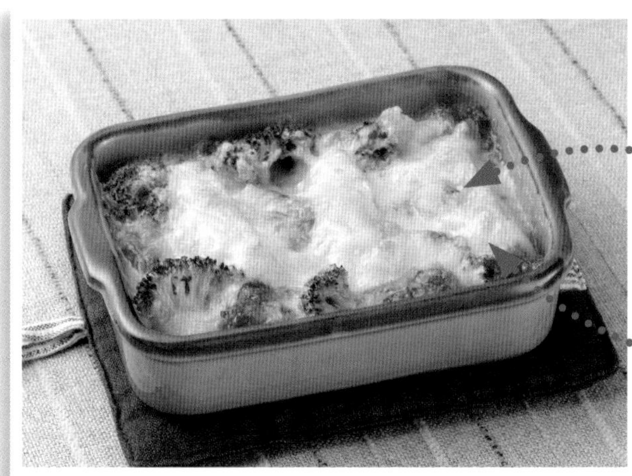

使用器具

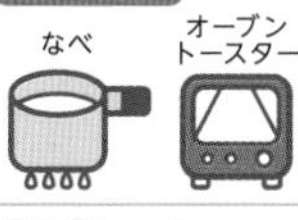


318kcal
たんぱく質 15.3g
食塩相当量 3.0g

使用商品

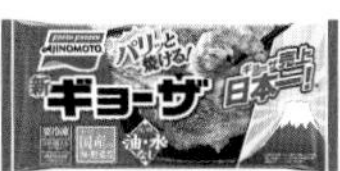

冷凍ギョーザ

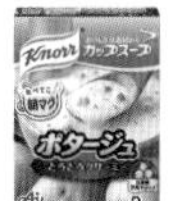

粉末ポタージュ

**材料　１人分**

冷凍ギョーザ……3 個
ブロッコリー……3 房
コンビーフ……20g
A 粉末ポタージュ……1 袋
　湯……1/4カップ
ピザ用チーズ……20g

**作り方**

1 冷凍ギョーザは 4 分ほどゆでる。ブロッコリーは軸と房に切り分け、軸は短く切り、房は食べやすい大きさに切ってからやわらかくゆでる。
2 耐熱皿にギョーザの合わせ目が下になるように並べ、ブロッコリーとコンビーフをすき間に詰める。
3 粉末ポタージュを A の湯でといて注ぎ、チーズをのせる。アルミ箔(はく)をかぶせ、オーブントースターで 8〜10 分焼く。

**ポイント**

- 高たんぱく、高脂質のコンビーフは、高齢のかたにおすすめのちょい足し食品です。
- 緑黄色野菜のブロッコリーから豊富なビタミンがとれます。

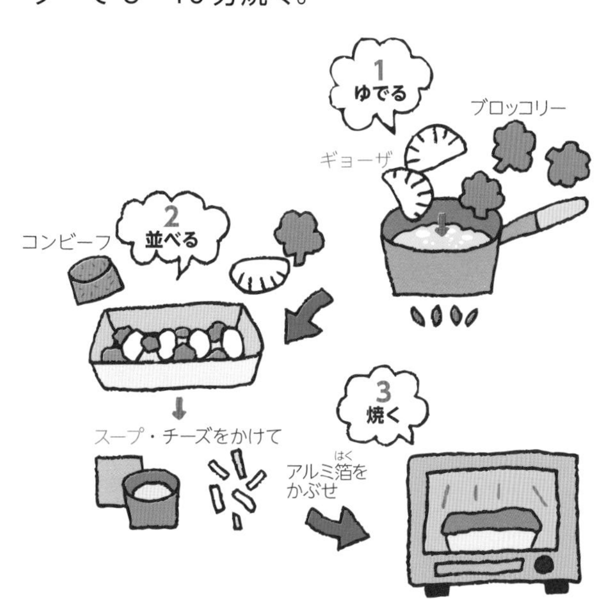

＼じんわり味のしみた煮物がらくらく／

# 鶏肉のから揚げと野菜の煮物

使用器具

なべ

217kcal

たんぱく質 12.7g

食塩相当量 2.1g

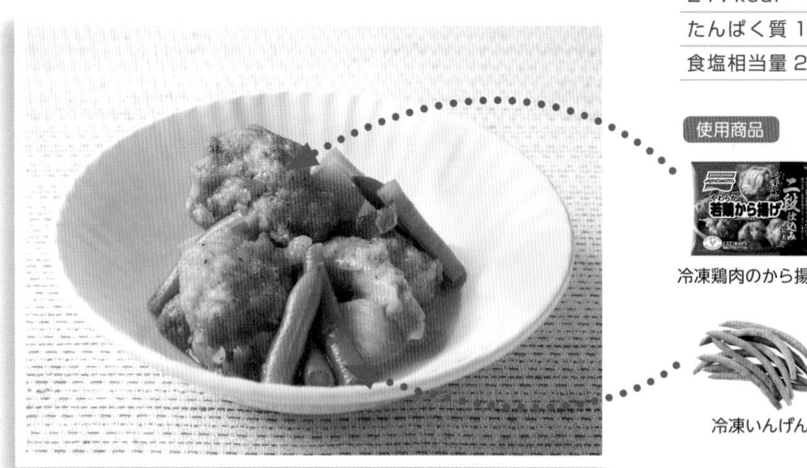

使用商品

冷凍鶏肉のから揚げ

冷凍いんげん

**材料　1人分**

冷凍鶏肉のから揚げ……3個

大根……70g（2㎝）

にんじん……2㎝（25g）

こんぶ……5㎝

冷凍いんげん……2本

A
- 水……½カップ
- しょうゆ……6g（小さじ1）
- 砂糖……4g（小さじ1弱）
- ごま油……1g（小さじ¼）

**作り方**

1 大根、にんじんは一口大に切る。こんぶはキッチンばさみで細切りにする。

2 なべにAと1、3つに切った冷凍いんげん、冷凍鶏肉のから揚げを入れて弱火〜中火で10〜15分煮る。

**ポイント**

- 家にある季節の野菜と冷凍野菜を組み合わせると、風味よく仕上がります。
- 鶏のから揚げはやわらかく煮ることで食べやすくなります。

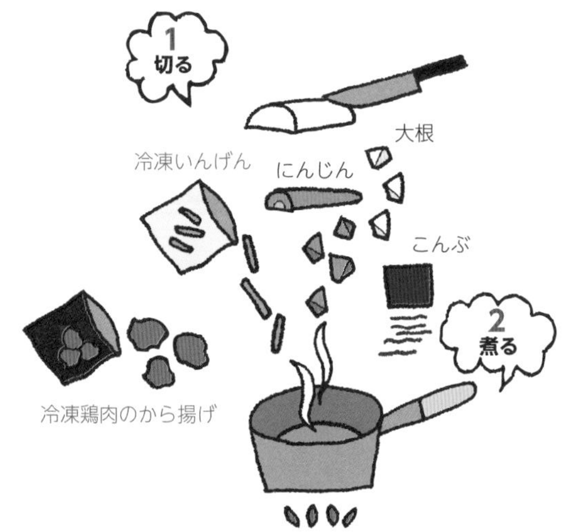


冷凍鶏肉のから揚げは煮物のほか、刻んで卵でとじてどんぶり物にするのもおすすめです。

肉や肉の加工品のかわりに使えます。肉を加熱する手間が省けて調理が楽。焼きうどんや冷やし中華の具としても。

＼冷凍食品の活用でスピーディにできるのが魅力／

# 鶏肉の竜田揚げ入り焼きそば

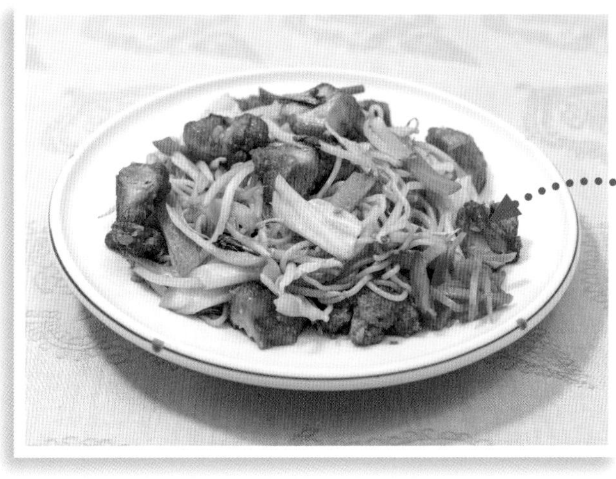

使用器具

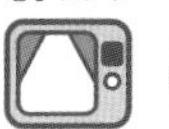
電子レンジ

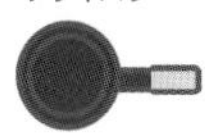
フライパン

679kcal
たんぱく質 25.5g
食塩相当量 4.2g

使用商品

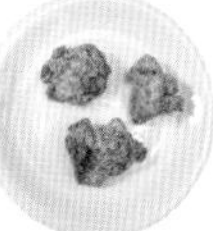
冷凍鶏肉の竜田揚げ

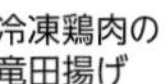

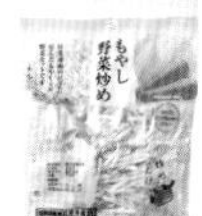
もやし野菜ミックス

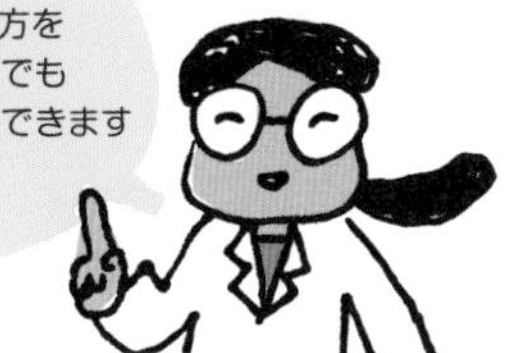


## 材料　1人分

冷凍鶏肉の竜田揚げ……3個
もやし野菜ミックス……½袋
焼きそば……1人分
中濃ソース……大さじ1 ½※
サラダ油……5g（小さじ1強）
紅しょうが……5g

※焼きそばに添付のソースで味つけしてもよい。いずれの場合も量は加減を。

## 作り方

1 冷凍鶏肉の竜田揚げは袋に記載してある通りのワット数と時間で加熱し、食べやすい大きさに切る。

2 もやし野菜ミックスを油でいため、焼きそばをほぐしながら加えてさらにいためる。

3 2に1を加えてさらに混ぜ、ソースを加え混ぜる。器に盛り、紅しょうがを添える。

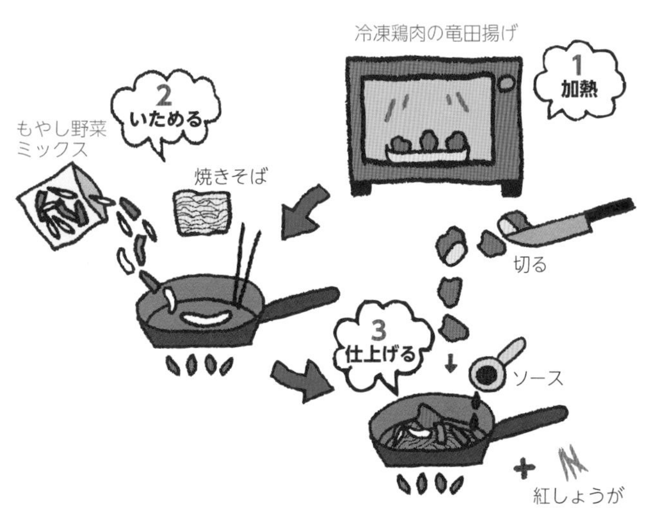


### ポイント

- 竜田揚げからたんぱく質が、もやし野菜ミックスから野菜の栄養がとれます。
- 鶏肉の竜田揚げは、加熱後に小さく切って食べやすくなるようにくふうします。

＼ブロッコリーと卵もいっしょに彩りよく／

# シューマイとブロッコリーのふわふわ卵中華あんかけ

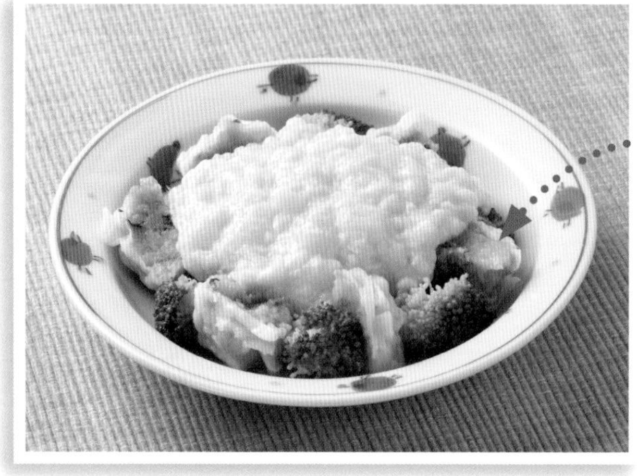

使用器具

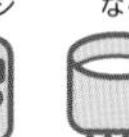

電子レンジ

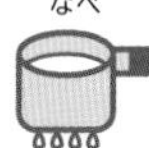

なべ

255kcal

たんぱく質 15.3g

食塩相当量 1.2g

使用商品

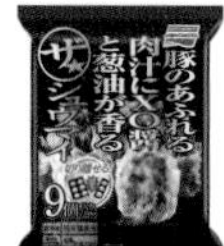

冷凍シューマイ（大ぶりのもの）

シューマイはたんぱく質がとれる食材です。ジューシーで皮が薄いので食べやすさがあります。

## 材料　1人分

冷凍シューマイ……2個
ブロッコリー……3房
とき卵……1個分
水……½カップ
顆粒鶏がらスープ……小さじ1
｜かたくり粉……小さじ1
｜水……大さじ1

## 作り方

1 冷凍シューマイは袋に記載してある通りのワット数と時間で加熱し、4つに切る。

2 ブロッコリーは軸と房に切り分け、軸は短く切り、房は食べやすく切ってからやわらかくゆで、1といっしょに器に盛る。

3 なべに水、鶏がらスープを入れて煮立て、水どきかたくり粉でとろみをつける。とき卵を少しずつ流し入れ、かたまってきたら2にかける。

### ポイント

● シューマイに卵や野菜を組み合わせて栄養価を高めます。

● 大ぶりのシューマイは小さく切って食べやすく。あんをかけると、口の中でのまとまりもよくなります。

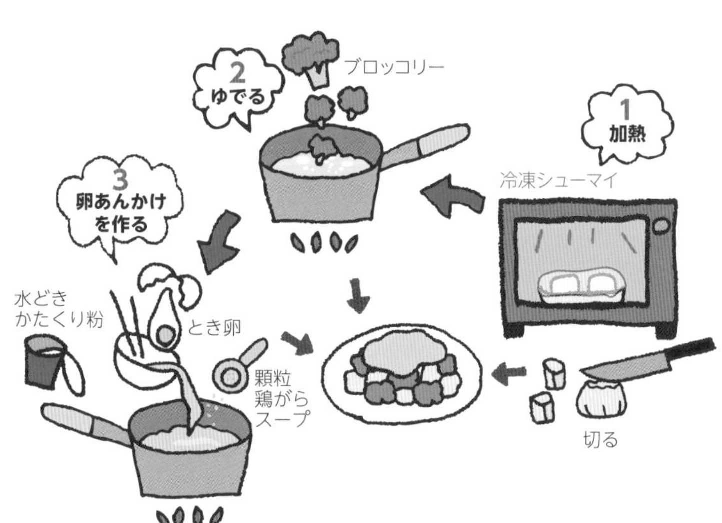

ほんのり甘くてやわらかいエビシューマイは、いため物の具としても活用できます。

＼めんつゆとマヨネーズでこくのある味に／

# エビシューマイと野菜のめんつゆいため

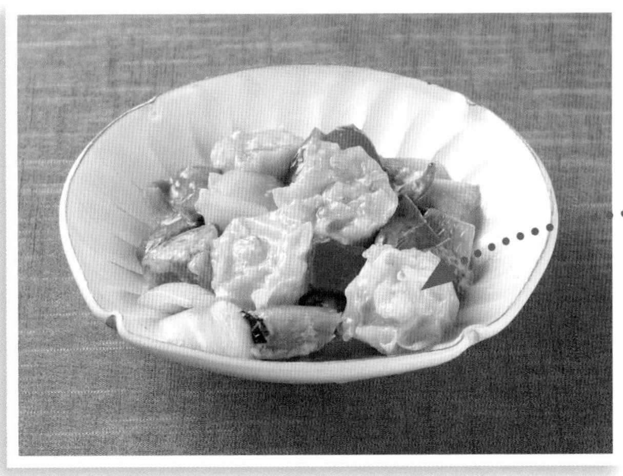

使用器具

フライパン

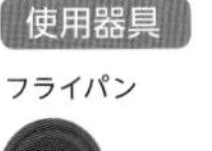

電子レンジ

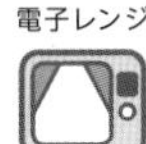

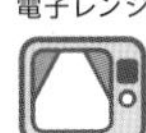

286kcal

たんぱく質 5.3g

食塩相当量 2.8g

使用商品

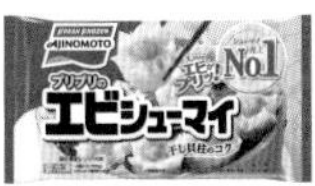


冷凍エビシューマイ

**材料　1人分**

冷凍エビシューマイ……4個

チンゲン菜……30g（1/3株）

ピーマン……1個

トマト……30g（1/5個）

玉ねぎ……30g（1/6個）

めんつゆ（市販品、2倍希釈タイプ）……大さじ1

マヨネーズ……大さじ1

サラダ油……小さじ1

**作り方**

1 冷凍エビシューマイは袋に記載してある通りのワット数と時間で加熱する。

2 チンゲン菜は食べやすい長さに、ピーマン、トマト、玉ねぎは2㎝角くらいに切る。

3 フライパンを熱し、トマト以外の2の野菜を油でいため、しんなりとなったらトマトと1を加え、めんつゆとマヨネーズで調味する。

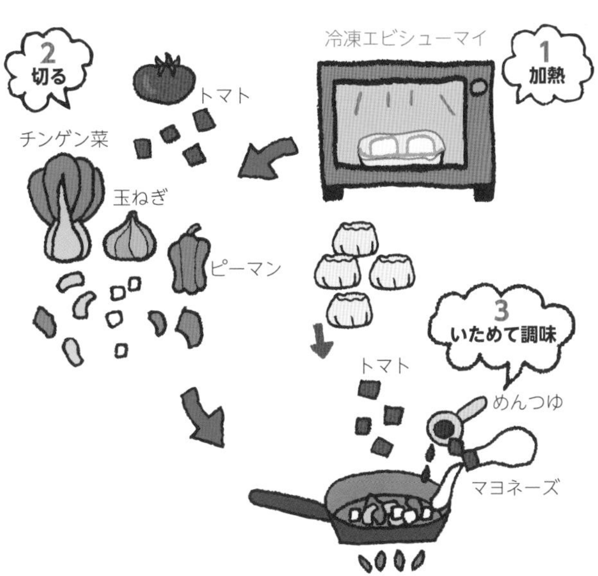


**ポイント**

● チンゲン菜のカルシウムは青菜の中でトップクラスです。ない場合は、カルシウム豊富な小松菜にかえても。

● マヨネーズがつなぎ役になり、飲み込みやすくなります。

＼電子レンジ調理で、後かたづけもらくらく／

# エビシューマイと彩り野菜のスープ

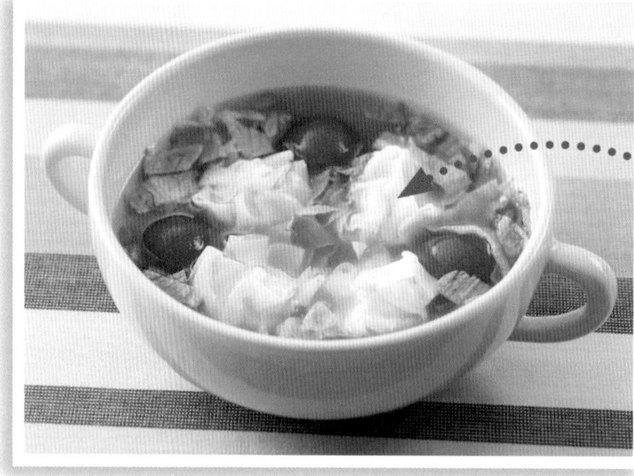

使用器具

電子レンジ

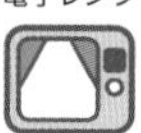

112kcal

たんぱく質 5.7g

食塩相当量 1.9g

使用商品

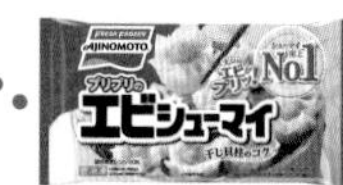


冷凍エビシューマイ

火の通りが早い野菜とシューマイを組み合わせれば、短時間で主菜と副菜を兼ねたスープができます。

## 材料　1人分

冷凍エビシューマイ……4個

ミニトマト（へたを除く）……3個

レタス……1枚

中華料理用調味料※……小さじ½

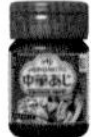


湯……150㎖

※中華料理の味つけが簡単にできる粉末合わせ調味料。ない場合は顆粒鶏がらスープで代用。

## 作り方

1 レタスは繊維に直角に細切りにする。

2 耐熱性のスープ皿に中華料理用調味料を入れて湯を加えてとき、冷凍エビシューマイと1とミニトマトを入れる。

3 ラップをかけて電子レンジ（500W）で3分ほど加熱する。

### ポイント

● 電子レンジ加熱が苦手な人は、小ぶりのなべで煮てもOKです。

● 噛み合わせなどでミニトマトの皮が気になる場合は、湯にくぐらせて皮をむくと食べやすくなります。トマト（½個）にかえてもOKです。

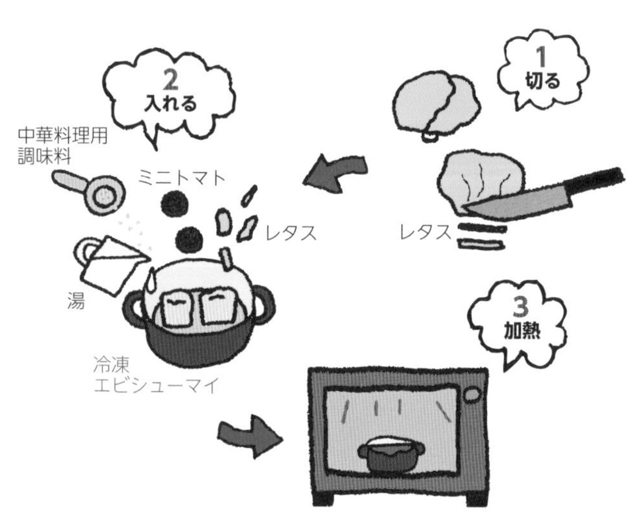

＼しょうが風味のたれがふんわり香る／

# ハンバーグのそぼろ丼

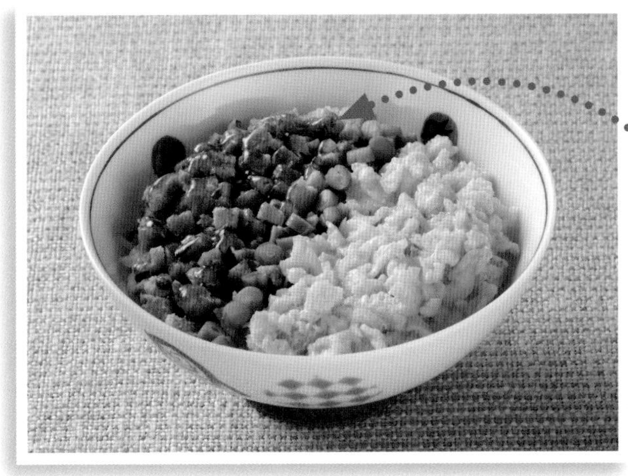

使用器具

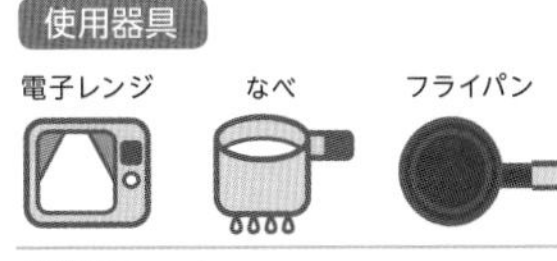


300kcal
たんぱく質 13.4g
食塩相当量 1.6g

使用商品

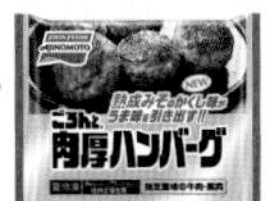


冷凍ハンバーグ

**材料　1人分**

冷凍ハンバーグ……1 個
さやいんげん……2 本
温かいごはん……150g
とき卵……1 個分
砂糖……大さじ½
塩……適量
A
みりん・しょうゆ・水……各大さじ½
しょうがのすりおろし・かたくり粉……各適量

**作り方**

1 冷凍ハンバーグは袋に記載してある通りのワット数と時間で加熱し、細かく切る。さやいんげんは筋を除いてやわらかくゆで、細かく切る。

2 ボールにとき卵、砂糖、塩を混ぜ、フライパンに流し入れて火をつけ、4～5本束ねた菜箸(さいばし)で混ぜながらいり卵にする。

3 ハンバーグの空きトレイなどにAを入れて軽く混ぜ、電子レンジ(500W)で20秒ほど加熱する。

4 ごはんを器に盛り、1、2をのせ、3をハンバーグのそぼろにかける。

**ポイント**

● 3色そろえることで栄養バランスが自然にアップします。
● ハンバーグとさやいんげんの大きさは、それぞれの食べやすさに配慮して決めてください。

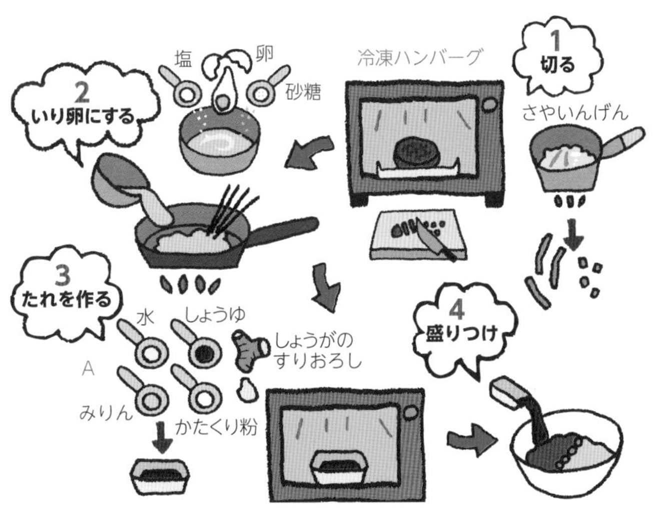

＼目先を変えたパン料理にして食欲アップ／

# ハンバーグ入り パンプディング

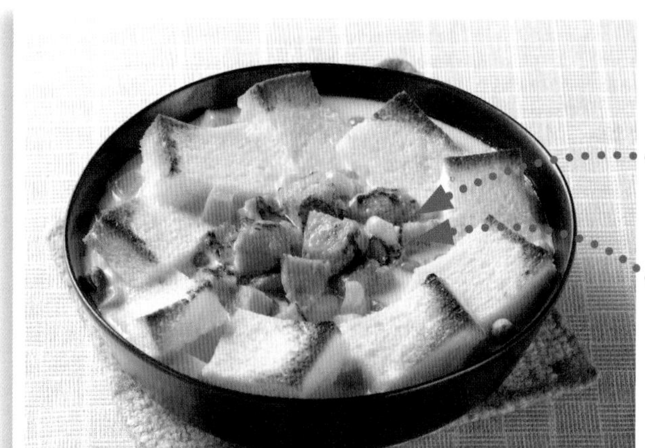

使用器具

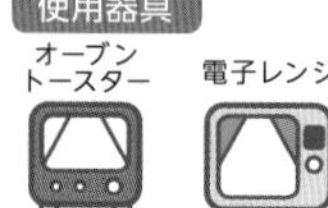


320kcal

たんぱく質 17.3g

食塩相当量 1.3g

使用商品

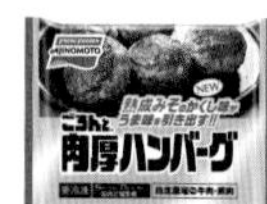

冷凍ハンバーグ

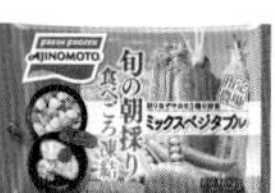

冷凍ミックスベジタブル

冷凍ハンバーグは生煮えの心配なく、いろいろな料理にプラスできます。

## 材料　1人分

冷凍ハンバーグ……1個
食パン（耳を切り除く）……1枚
冷凍ミックスベジタブル
……25g
とき卵……1個分
牛乳……1/4カップ

※食パンは厚みがあると卵液が足りなくなるので、8枚切りよりも薄いものを使用。

## 作り方

1 耐熱皿に9等分に切った食パンを並べ、冷凍ミックスベジタブルを入れる。

2 ハンバーグは袋に記載してある通りのワット数と時間で加熱して1cm角に切り、1のすき間に詰める。

3 とき卵と牛乳を混ぜて2にかけ、アルミ箔（はく）をかぶせてオーブントースターで10〜15分焼く。

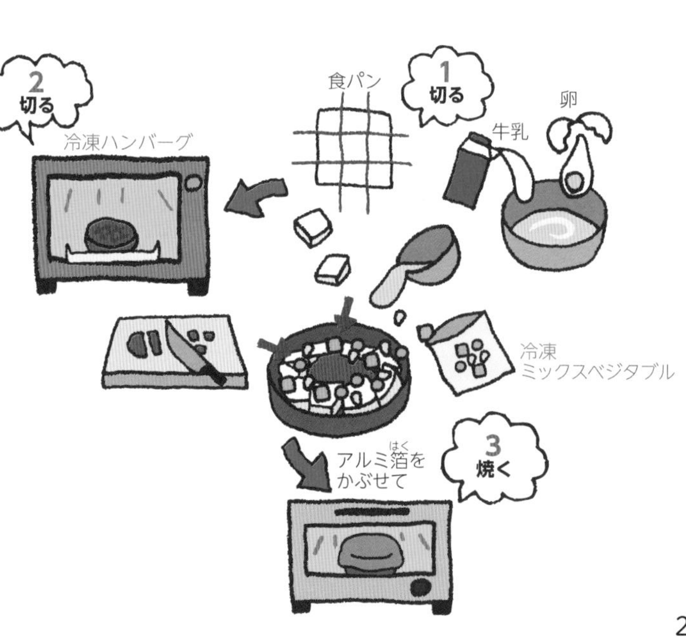


## ポイント

● ハンバーグ、卵、牛乳からたんぱく質が、ミックスベジタブルから野菜の栄養がとれます。

● 乾燥してかたくなった食パンで作っても。

ミックスベジタブルは、常備しておくと買い物に行けないときでも野菜が手軽にとれます。

＼切ったりいためたりする手間を省いたお手軽スープ／

# ミックスベジタブルのポタージュ

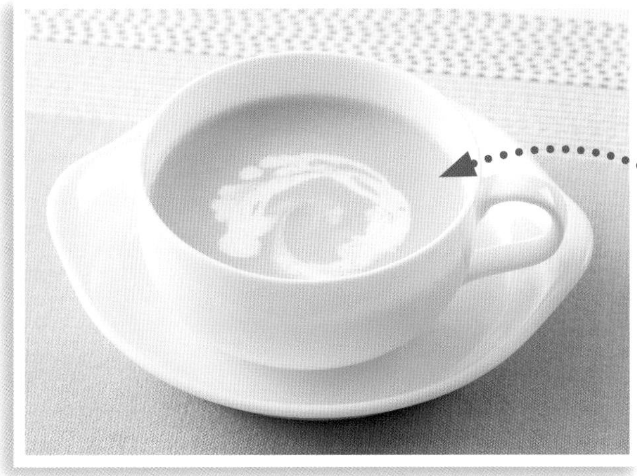

使用器具

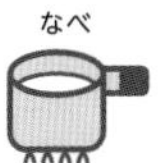
なべ

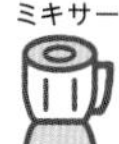
ミキサー

117kcal

たんぱく質 5.1g

食塩相当量 1.1g

使用商品

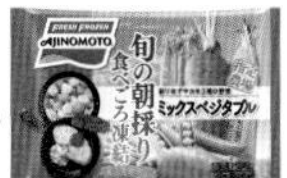
冷凍ミックスベジタブル

## 材料　1人分

冷凍ミックスベジタブル
……50g

牛乳……½カップ

顆粒コンソメ……少量

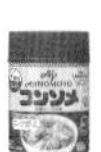

コーヒー用クリーム（好みで）
……1個

## 作り方

1 冷凍ミックスベジタブル、牛乳、顆粒コンソメをなべに入れ、弱火で4分ほど煮る。

2 1をミキサーに入れ、なめらかになるまで1分ほどかくはんする。

3 2を器に入れ、好みでコーヒー用クリームをまわしかける。

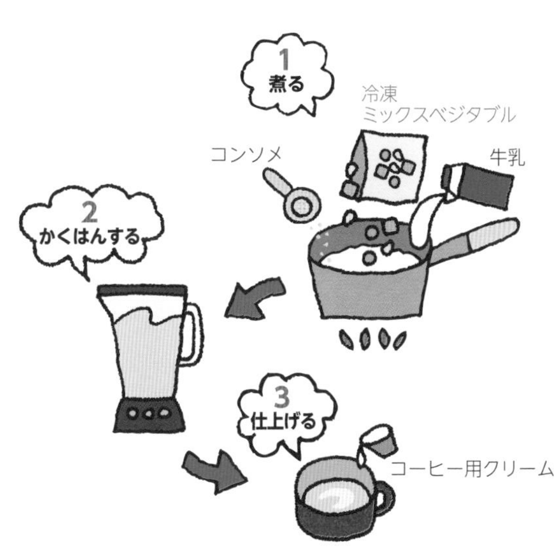


### ポイント

● コンソメスープよりも、牛乳入りのポタージュのほうがカルシウムアップ！

● ミキサーにかけてなめらかにするので、食欲がないときでも食べやすいです。

＼ウインナーと野菜の味がとけ出して風味よく／

# ミルク野菜スープ

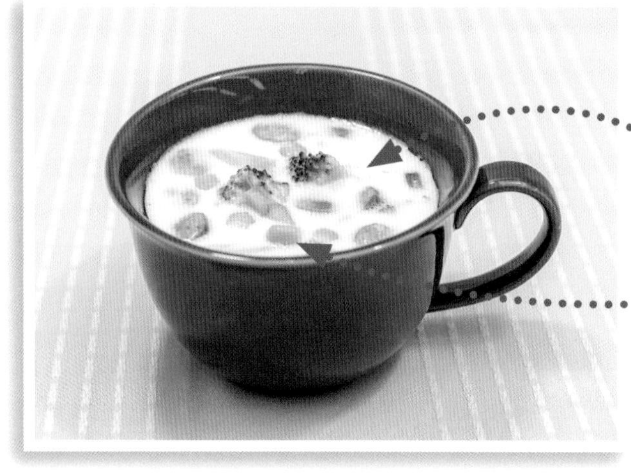

使用器具

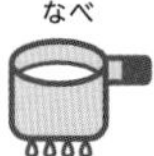

なべ

217kcal

たんぱく質 9.9g

食塩相当量 1.3g

使用商品

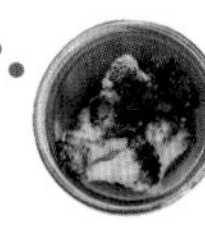

冷凍ブロッコリー

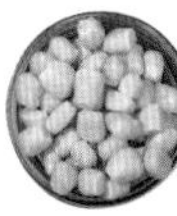

冷凍コーン

作り方を
動画でも
確認できます

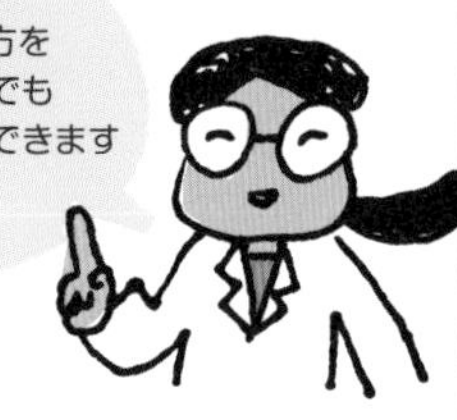

マイナス18度以下で急速凍結され管理されているので、とれたての風味や栄養がそのまま。

**材料　1人分**

冷凍ブロッコリー……15g
冷凍コーン……5g
キャベツ……15g（小¼枚）
ウインナーソーセージ
……2本（30～40g）
水……150mℓ
牛乳……150mℓ
顆粒コンソメ……少量
塩・こしょう……各少量

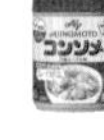

**作り方**

1 ウインナーソーセージは5mm厚さの輪切りにし、キャベツは3cm角に切る。

2 なべに水、1、冷凍ブロッコリー、冷凍コーンを入れて弱火でキャベツがやわらかくなるまで10分ほど煮る。

3 2に牛乳、顆粒コンソメ、塩、こしょうを加えて、ひと煮立ちする。

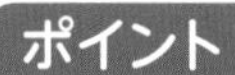

ポイント

● 牛乳のかわりにトマトジュースにしたり、塩・こしょうのかわりにみそを加えるなど手軽にアレンジも楽しめます。
● 冷凍ブロッコリーのかわりに、冷凍ほうれん草などにかえてもOK。

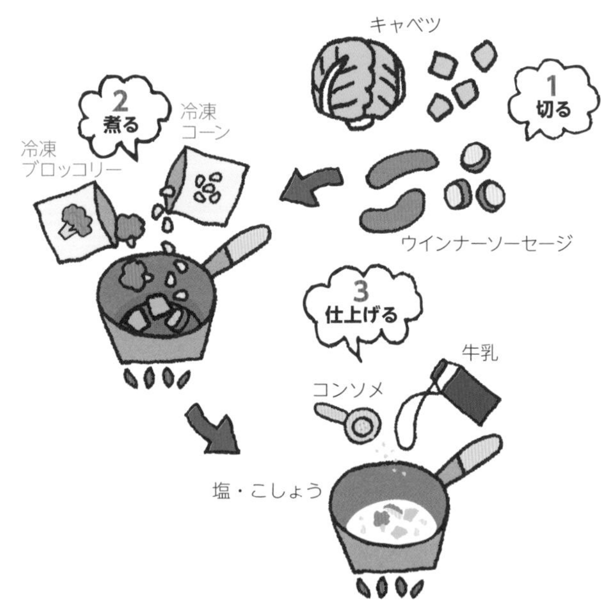

＼パン粉がアクセントになり、びっくりなおいしさ／

# コロッケサラダ

使用器具

電子レンジ

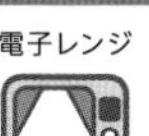

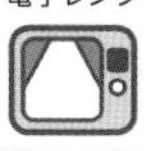

298kcal
たんぱく質 6.8g
食塩相当量 0.8g

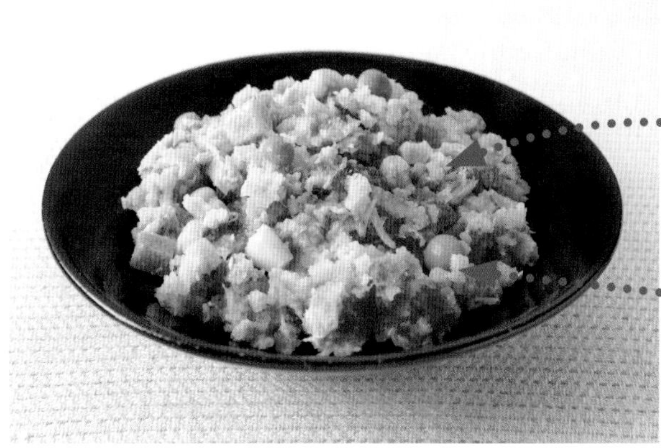

使用商品

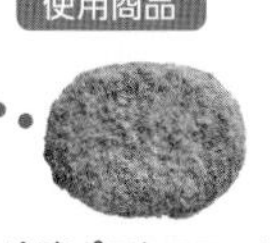

冷凍ポテトコロッケ

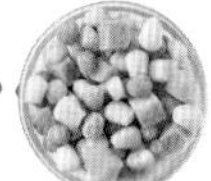

冷凍ミックスベジタブル

**材料　1人分**

冷凍ポテトコロッケ……2個
冷凍ミックスベジタブル
……10g
ツナ油漬缶……20g
マヨネーズ……10g（小さじ2強）

**作り方**

1 冷凍コロッケと冷凍ミックスベジタブルは、袋に記載してある通りのワット数と時間でそれぞれ加熱する。

2 コロッケは小さく切ってカレースプーンなどでつぶしてボールに入れ、1のミックスベジタブル、汁けをきったツナ、マヨネーズを加えて混ぜる。

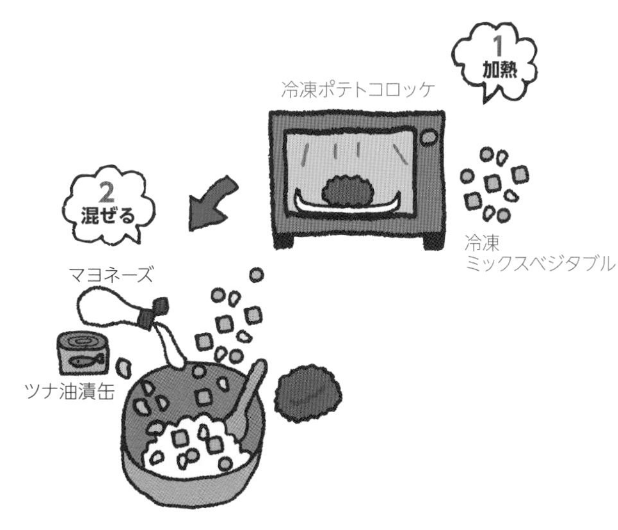


**ポイント**

● コロッケだけで食べるより、ツナや野菜の栄養もとれるので、食が細くなったかたにもおすすめです。
● マヨネーズを加えることで、具材がなじんでほのかな酸味も加わり食べやすくなります。

＼三つ葉など香味野菜の香りで食欲をそそる／

# 中華丼

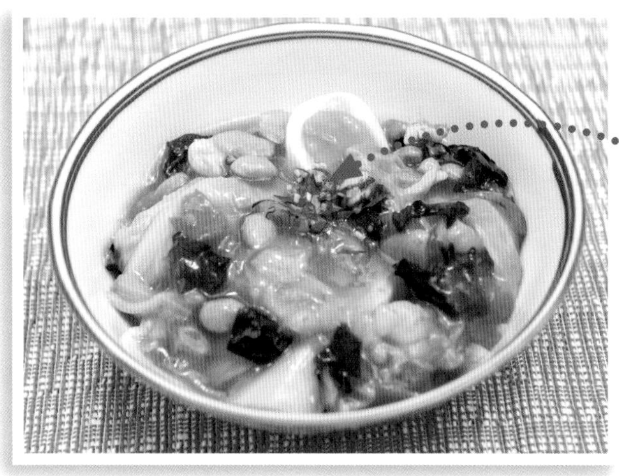

使用器具

電子レンジ

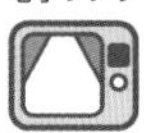

377kcal

たんぱく質 12.8g

食塩相当量 1.6g

使用商品

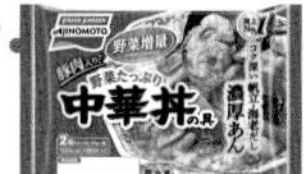

冷凍中華丼の具

中華あんかけは、ごはんやめん、蒸し魚や豆腐にかけて使える便利食材です。

**材料 1人分**

冷凍中華丼の具……1袋

ゆで卵（殻をむく）……1個

温かいごはん……130g

三つ葉（みじん切り）……適量

**作り方**

1 冷凍中華丼の具は、袋に記載してある通りのワット数と時間で加熱する。

2 ごはんを器に盛り、輪切りにしたゆで卵をのせ、1をかけ、三つ葉を散らす。

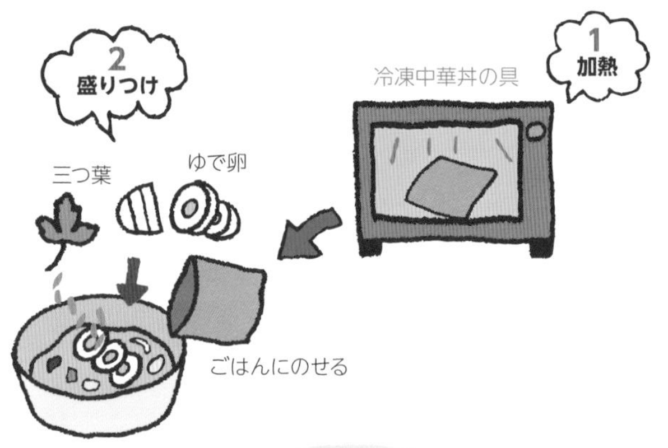


**ポイント**

- たんぱく質やビタミンを多く含む卵の栄養も補給できます。
- あんをからめることでモソモソしがちなゆで卵が食べやすくなります。

作り方を動画でも確認できます

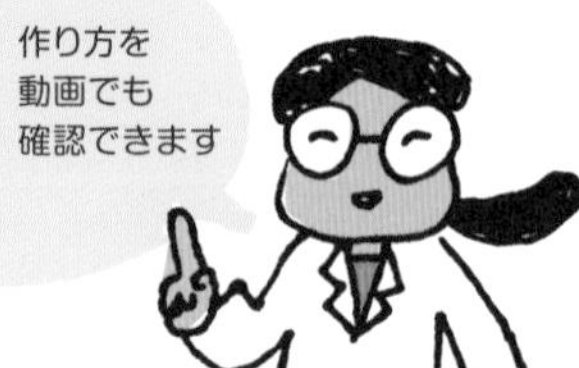

# ゆで卵の作り方

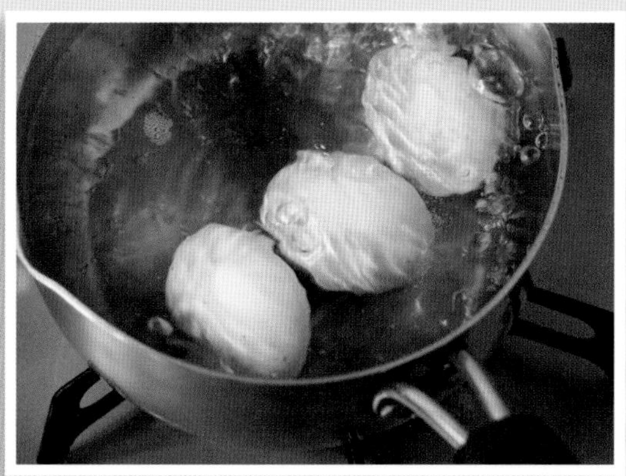

料理に不慣れな人が多い高齢男性向けの料理教室で、最初にお教えするのがゆで卵の作り方です

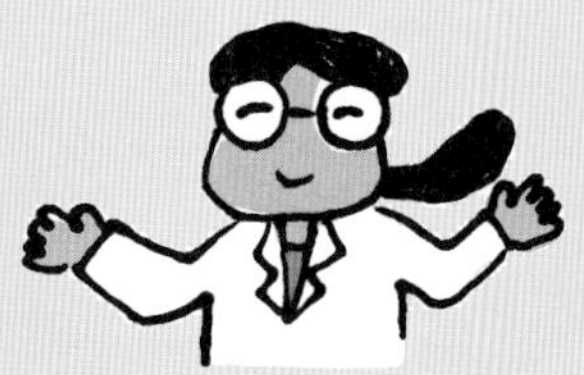

肉や魚に比べて消費期限が長く、スーパーなどで特売品になることが多い卵は、買い置きしやすい食品です。黄身がしっとりして食べやすい半熟卵の作り方を紹介します。

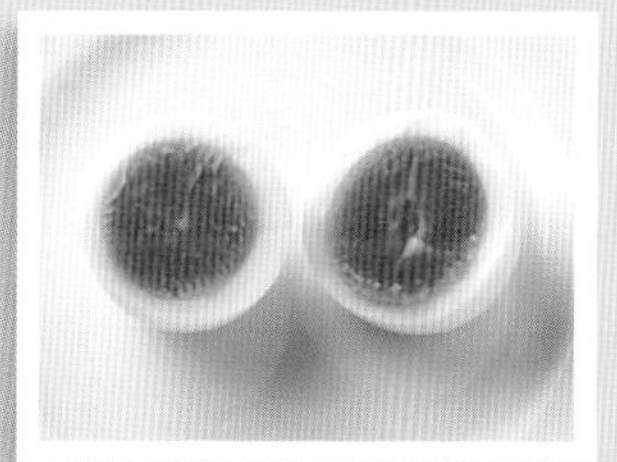

**準備するもの**

卵……３個

なべ……１つ

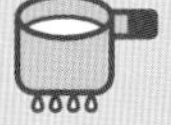

**作り方**

1 卵を冷蔵庫から出して部屋に５～10分置く。

2 なべに湯をわかし、玉じゃくしなどに卵をのせて湯の中にそっと入れ、菜箸（さいばし）で転がしながら中火で７～7分30秒ゆでる。

3 冷水にとり、３分ほどおき、殻をむく。

**アドバイスと保存方法**

- 卵の殻にひびが入らないようにそっと湯の中に入れるのがポイントです。
- 殻をむいたゆで卵は翌日までに、殻つきのゆで卵は、冷蔵庫に入れて保存し、3日以内で食べきりましょう。

＼レタスの食感とマヨネーズの酸味で後味すっきり／

# サバカレーパン

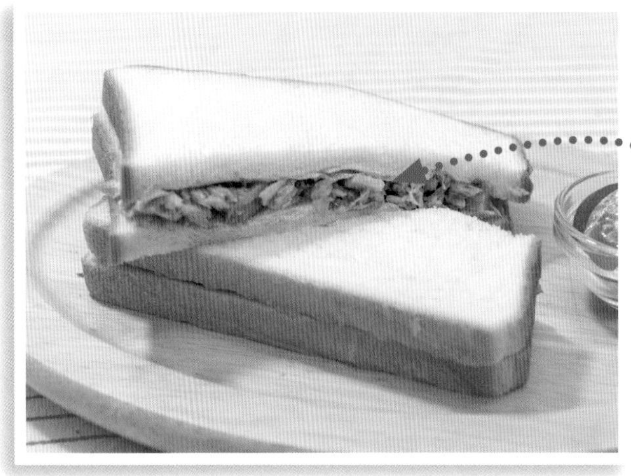

使用器具

電子レンジ

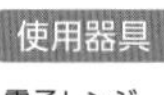

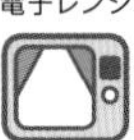

362kcal
たんぱく質 14.1g
食塩相当量 1.8g

使用商品

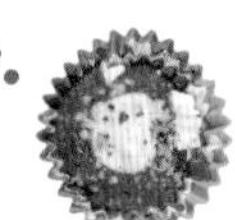

冷凍カップカレー

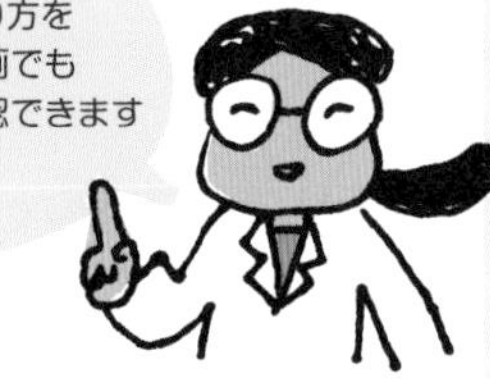

作り方を動画でも確認できます

甘口タイプの冷凍カレーは老若男女に人気。プチサイズでパンに塗るのに最適です。

**材料　1人分**

冷凍カップカレー
……1個（27g）
食パン……10枚切り2枚
サバ水煮缶……30g
レタス……小1枚
マヨネーズ……10g（小さじ2強）

**作り方**

1 サバは汁けをきって少しほぐす。レタスは洗って水けをふいて一口大にちぎる。
2 食パン1枚にマヨネーズを塗ってレタスを敷き、サバと袋に記載してある通りの方法で解凍したカレーを順に広げる。
3 残りの食パン1枚でサンドし、重しをして少しおき、半分に切る。

1 下準備
サバ水煮缶
レタス ちぎる
汁けをきる
2
マヨネーズを塗る
レタスとサバをのせ、解凍したカップカレーを広げる
3 切る

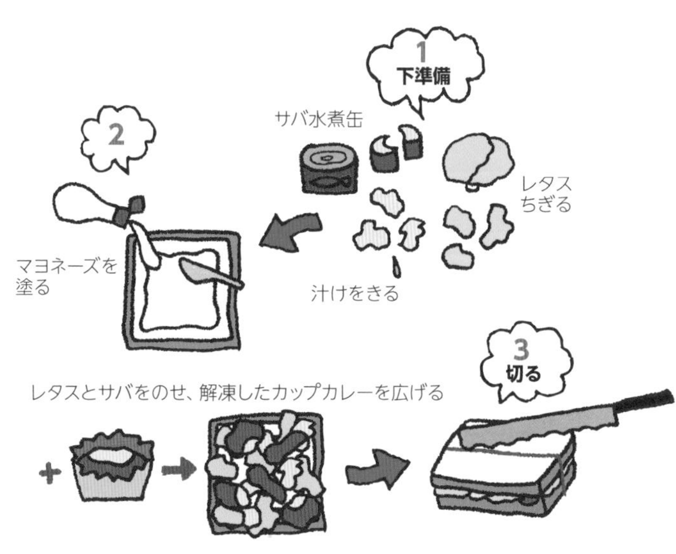

**ポイント**

● サバは骨や筋肉の健康にたいせつなビタミンDが豊富。n-3系脂肪酸のDHAやEPAも多く含みます。
● レタスから食物繊維やビタミンが補えます。

焼きおにぎりは、おなかのすきぐあいに合わせて食べられるので人気があります。

＼サケフレークや削りガツオをのせて風味よく／

# 焼きおにぎり茶漬け

使用器具

電子レンジ

184kcal

たんぱく質 8.0g

食塩相当量 2.2g

使用商品

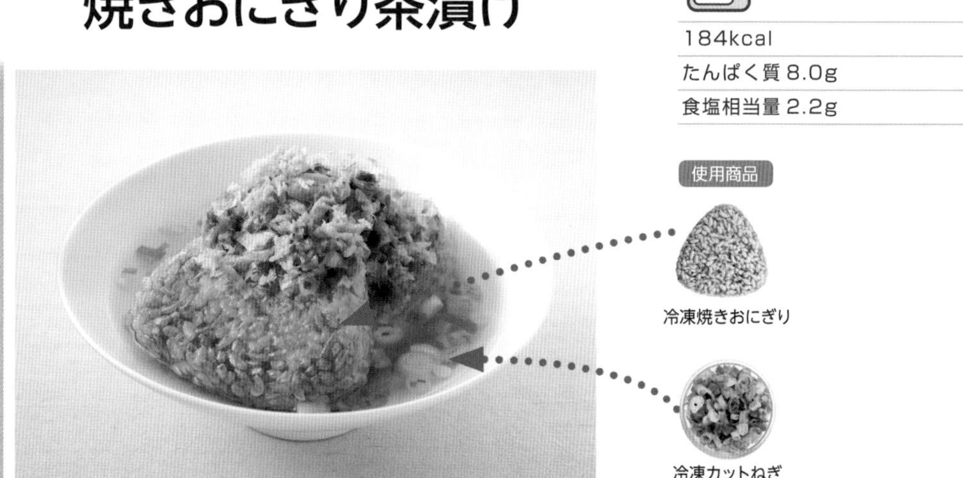


**材料　1人分**

冷凍焼きおにぎり……2個

冷凍カットねぎ……5g

サケフレーク……20g

顆粒和風だし……少量

削りガツオ……少量

湯……適量

**作り方**

1 耐熱性の茶わんに冷凍焼きおにぎりを入れ、袋に記載してある通りのワット数と時間で加熱する。

2 冷凍カットねぎはざるに入れ、さっと熱湯をかける。

3 1にサケフレーク、削りガツオ、2、顆粒和風だし、熱湯を加え入れる。

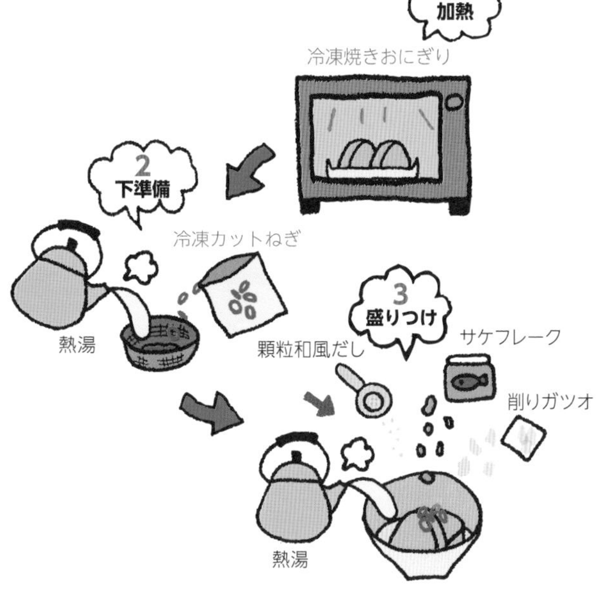


**ポイント**

- お茶漬けにすることで水分が補え、トッピングもいろいろ楽しめます。シラスやもみのりでも。
- 冷凍カットねぎを使うと、切る手間が省け、使いたい分だけ使えます。

＼包まなくても半熟卵をのせればらくらくできます／

# ふわふわ卵のエビピラフオムライス

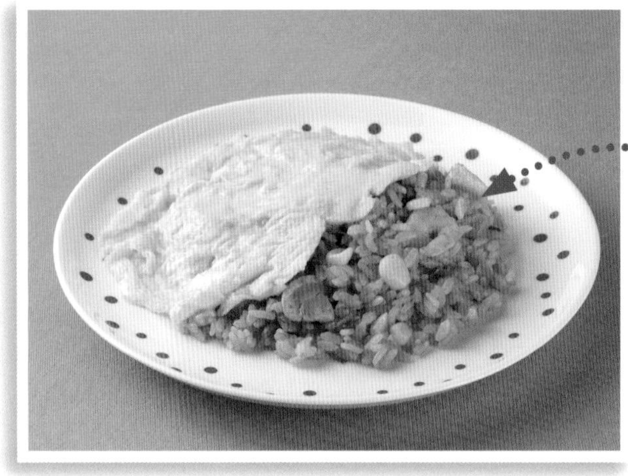

使用器具

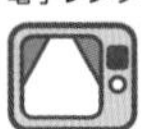

電子レンジ

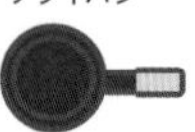

フライパン

382kcal

たんぱく質 12.5g

食塩相当量 2.5g

使用商品

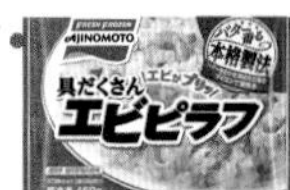


冷凍エビピラフ

高齢のかたにも人気の味つきごはんです。白飯やおかゆよりエネルギーがとれます。

**材料　1人分**

冷凍エビピラフ……150g

とき卵……1個分

牛乳……大さじ2

マーガリン……大さじ½

トマトケチャップ……大さじ1

**作り方**

1 とき卵と牛乳を混ぜ合わせる。

2 フライパンを弱火にかけてマーガリンをとかし、1を加えて菜箸（さいばし）でたえずかき混ぜながら半熟のスクランブルエッグにする。

3 冷凍エビピラフは袋に記載してある通りのワット数と時間で加熱し、トマトケチャップを加えて混ぜ合わせ、2をのせる。

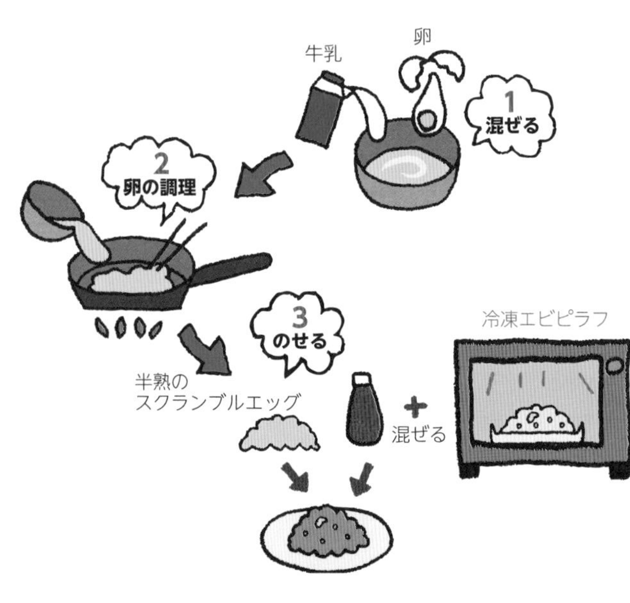


**ポイント**

- たんぱく質やビタミンを多く含む卵の栄養も補給できます。
- 半熟卵とピラフをいっしょに食べることで、口の中でのまとまりがよくなります。

ピラフは、牛乳やトマトジュースで煮るだけでリゾットになります。少ない材料で本格的な味に。

＼牛乳でごはんがしっとりやわらかく／

# エビピラフのミルクリゾット

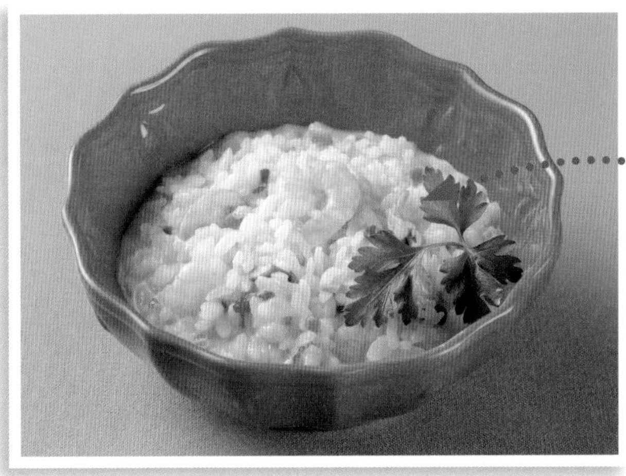

使用器具

電子レンジ

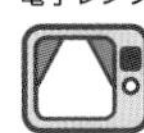

153kcal

たんぱく質 4.3g

食塩相当量 1.6g

使用商品

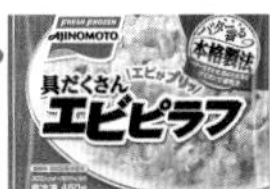



冷凍エビピラフ

**材料　1人分**

冷凍エビピラフ……100g

牛乳……¼カップ

顆粒コンソメ……少量

イタリアンパセリ（あれば）

……適量

**作り方**

1 冷凍エビピラフを深皿に入れ、袋に記載してある通りのワット数と時間で加熱する。

2 1に牛乳、顆粒コンソメを加え、電子レンジ（500W）で20秒ほど加熱する。あればイタリアンパセリを添える。

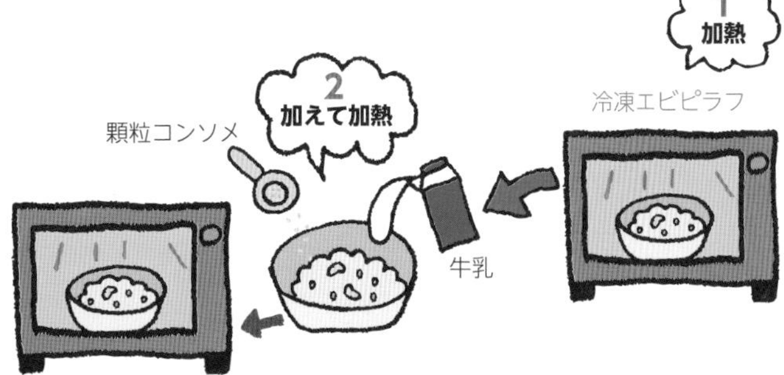



**ポイント**

● ピラフを牛乳で煮ることで、カルシウムやたんぱく質を補給できます。

● 白飯よりエネルギーアップできるので、食が細くなったかたにもおすすめです。

アレンジレシピ

＼ケチャップでらくらく味つけ／

## エビとツナのトマトリゾット

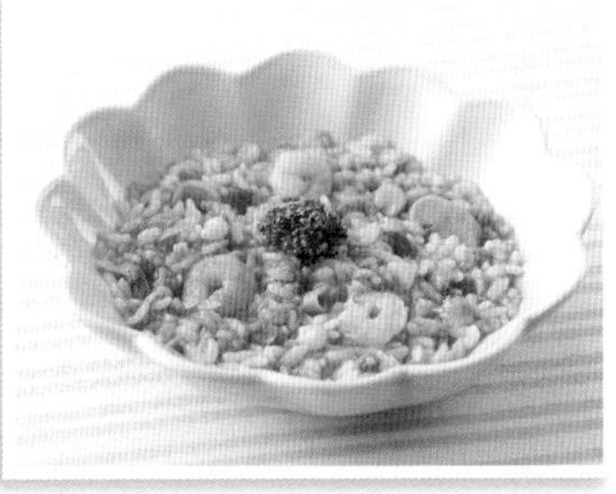

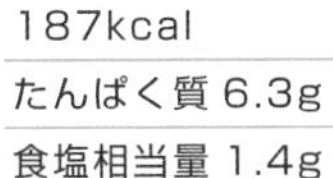

187kcal

たんぱく質 6.3g

食塩相当量 1.4g

ピラフを加熱したあと、ツナ油漬缶（20g）とトマトケチャップ（大さじ1）と水¼カップを加えて電子レンジで20秒ほど加熱すればトマトリゾットに。

＼コーンフレークの食感がアクセントです／

# カットフルーツのヨーグルトあえ

169kcal
たんぱく質 4.6g
食塩相当量 0.7g

使用商品

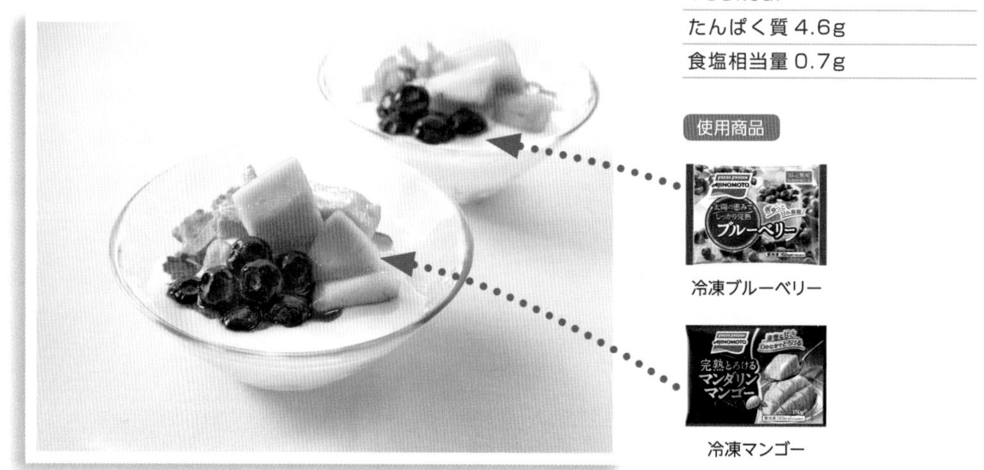
冷凍ブルーベリー
冷凍マンゴー

**材料　1人分**

冷凍カットフルーツ……30g
ヨーグルト……60g
コーンフレーク……30g
はちみつ（好みで）……5g

**作り方**

1 冷凍カットフルーツは自然解凍し、水けを除く。
2 1、ヨーグルト、コーンフレークとともに器に盛り、好みではちみつをかける。

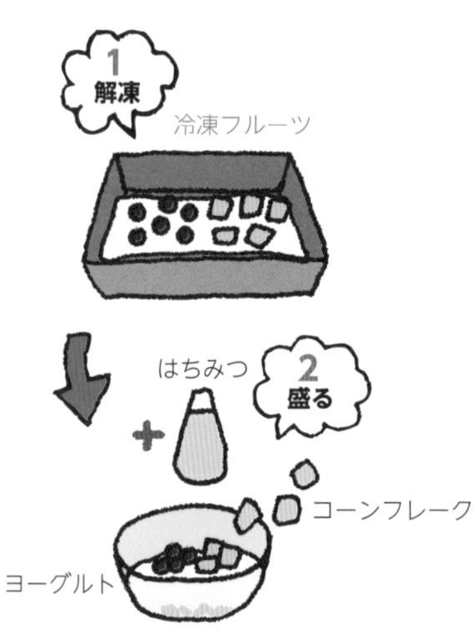


**ポイント**

- 乳製品のヨーグルトからたんぱく質やカルシウムも補えます。
- 冷凍いちご、パイナップル、ラズベリーでも楽しめます。

冷凍果物は種類豊富で色鮮やか。塩をとらずにカリウムや食物繊維を補えるのも魅力です。

食べる分だけ使え、保存がきく冷凍果物は甘味のアレンジにもってこい。フルーツあんも手軽にできます。

＼食が細くなってもみんなが大好きなあんこのアレンジ／

# ブルーベリーあん

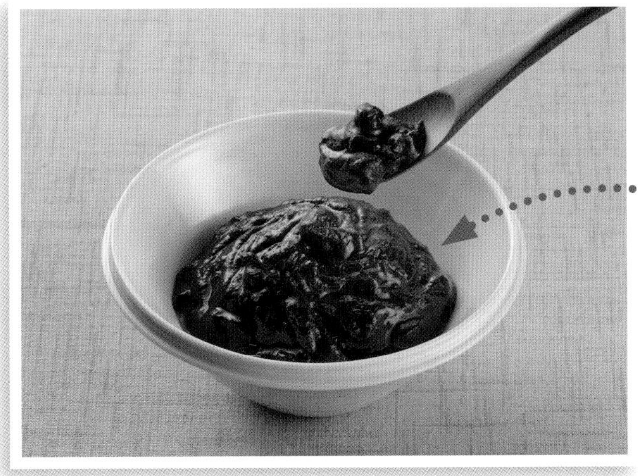

使用器具

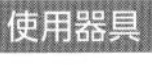

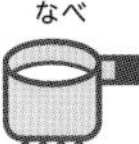

なべ

183kcal

たんぱく質 10.5g

食塩相当量 0g

使用商品

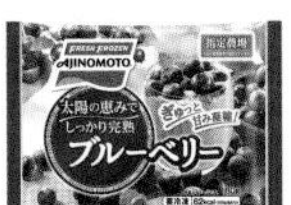


冷凍ブルーベリー

**材料　作りやすい分量**

冷凍ブルーベリー……50g

こしあん……100g

水……大さじ 1

**作り方**

1 冷凍ブルーベリーと水をなべに入れ、弱火にかけながら解凍する。

2 1にこしあんを加え、スプーンやへらでブルーベリーをつぶしながら焦げないように好みのかたさに煮つめる。

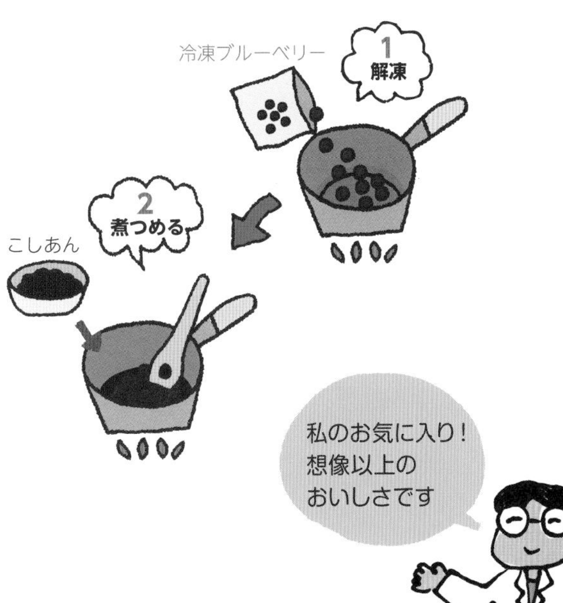

ポイント

● ブルーベリーは好みでつぶしかたを調整しましょう。

● 食パンに塗ったり、あんみつやホットケーキに添えてもおいしいです。

訪問栄養ノート
ケース1

登美子さん
あんときゃビックリしたわよ〜
ええええ
バターンとなっちゃってねえ!
ええ…
安心して下さい! これからは、私たちがしっかり見守ります!
ぬっ
訪問看護師
主治医
ケアマネ
ぬっ
わっ
エヘヘ
ビックリしたけど
そりゃありがたいねえ

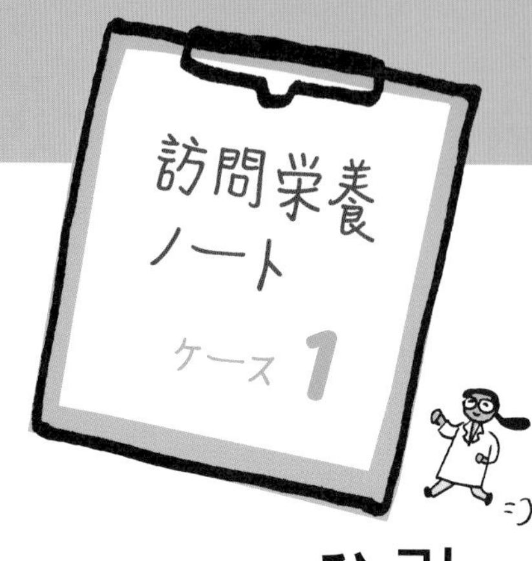

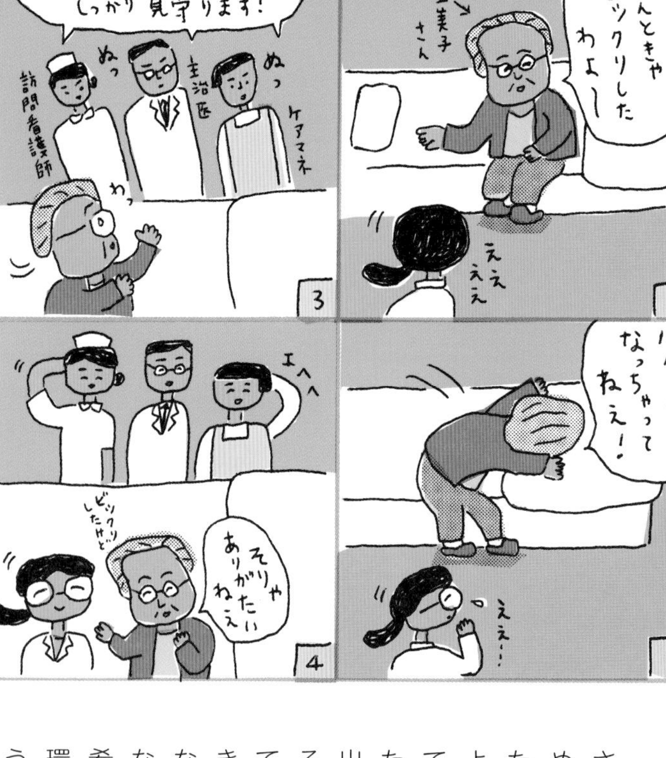

# 引っ越しのため人間関係が希薄になった ひとり暮らしの登美子さんが熱中症で倒れる

江戸っ子の登美子さん（78）は独居だが、1人で生活できることをとても誇りにしている。結婚、離婚を経て、飲食店を経営しながら一人娘を育てた。娘さんは結婚後、なんらかのトラブルがあったのか、登美子さんを訪ねて来ることはない。

登美子さんは糖尿病の在宅患者さんです。浅草生まれの江戸っ子。めんどう見がよく、さっぱりとした性格で、同じ団地に住む人々がよく登美子さんの所に遊びに来ては相談事を持ちかけていました。登美子さんは食事やおやつを出し、もてなしていました。ところが、その団地が老朽化のため建てかえることに。近隣の団地のあき部屋に分かれて生活することになり、近所の人たちはバラバラになってしまいました。人間関係が希薄になり、登美子さんは新しい環境になかなかなじめなかったようです。

登美子さんの食事はホームヘルパーが買い物をして作っていたので、栄養指導はホームヘルパーに行ないました。登美子さんは甘いお菓子を食べる習慣がなかったので、食べすぎや減塩のチェックがほとんどでした。目標は「糖尿病の進行をおさえ、合併症を防ぐ」こと。減塩はなかなか守れませんでしたが、体重が増加しないよう、食事の量やバランスに気をつけていました。

## 38度の日に不在で鍵もかかっている

そんな中、最高気温が38度にもなったとても暑い夏の日、私は登美子さん宅を訪問しました。前日は在宅診療だったのに不在で家に鍵がかかっていたと、同行した看護師から連絡を受けたからです。在宅診療を受ける患者さんは、必ず訪問予定表に書かれた人がやって来るのを待っていてくれるものです。きちょうめんな登美子さんからなにも連絡がないのも腑に落ちませんでした。

電話をかけてもつながらない中、緊急時に備えて教えてもらった家の鍵の置き場所を調べて出かけました。家の外の電気メーターが動いていることを確認し、家の中へ。そのとき、奥の間で倒れている登美子さんを発見したのです。重度の熱中症を起こしていました。登美子さんは生活保護を受けていて、家にエアコンを設置していません。救急隊と連絡をとりながら、少量の水分を口に含ませたり、体温を計ったりしているうちにケアマネジャーも駆けつけ、登美子さんは病院に。入院は3か月に及びました。

## まわりの人の見守りがたいせつ

登美子さんの熱中症の原因はエアコンを設置していなかったこともありますが、エアコンがなければすべての人が熱中症になるかというと、そうとも限りません。水分はこまめにとっているか、食欲はあるか、体調はよいか、夜間に水分がとりやすい環境にあるかなども熱中症のリスクと関係があり、それらを整備するちょっとした気配りがあれば、リスクは下げることができるのです。

熱中症に限らず、在宅患者さんは体調が急変しやすく、独居の場合、訪問サービスが入らない時間帯は見守る人がいません。ベッドから落ち、そのままの状態で私たちの訪問を待っていたというケースもあります。そのため、患者さんの体調に変化はないかなどを確認することが重要で、主治医、訪問看護師、ケアマネジャーなど皆で情報を共有し、患者さんの状態を悪化させないために多職種で見守る必要があるのです。私たちは外での仕事が多いので、夏は暑くて夏バテ、冬は風邪にかかりやすくなります。自分が体調不良だと患者さんの変化に気がつきにくくなるので、暑さ寒さに負けない体を維持しなくてはなりません。

登美子さんの場合は引っ越しのために近所の人間関係が希薄になり、人の行き来も少なくなって、体調の変化にまわりが気づくチャンスが減ってしまっていたのかもしれません。

## 無理のない食事にし少しずつ食欲が戻る

退院後しばらくは体調が不安定だった登美子さん。状態を悪化させないために、ケアマネジャーが行政と相談してエアコンを設置することになりました。また、起き上がる、すわる、歩く、服を脱着するなど基本的な動作の低下や体重減少が見られましたが、まずは本人が食べやすい食品をとるなど、無理のない食事にしたことで少しずつ食欲が戻り、元の状態に回復していきました。

豚カツの肉は厚みがなく薄いもののほうが、噛み切りやすいのでおすすめです。

＼相性のいいキャベツを煮てソースのように／

# サイコロ豚カツのソースあん

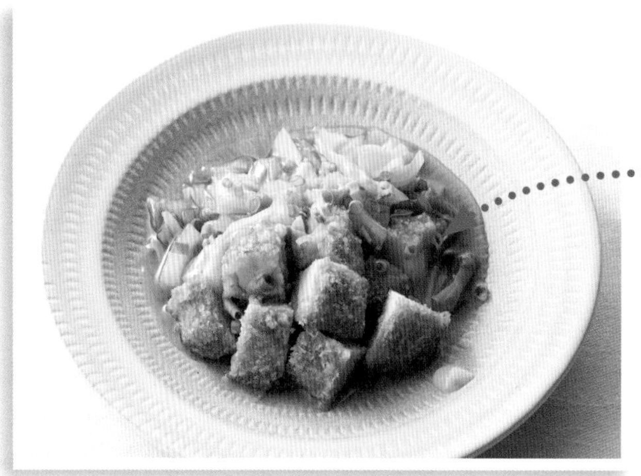

使用器具

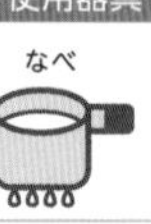


| 408.4kcal |
|---|
| たんぱく質 23.4g |
| 食塩相当量 3.3g |

使用商品

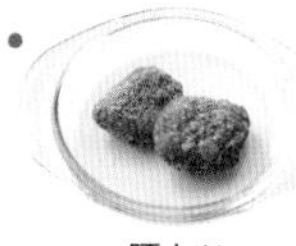
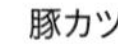
豚カツ

**材料　1人分**

豚カツ（一口タイプ）
……2個（80g）
キャベツ……50g（小1枚）
A
- だし……½カップ
- しょうゆ……小さじ1
- みりん……大さじ1

ウスターソース……小さじ1
- かたくり粉……小さじ1
- 水……大さじ1

小ねぎ（小口切り、好みで）……適宜
練りがらし（好みで）……少量

**作り方**

1 キャベツを2cm角くらいに切る。なべにAを入れて煮立て、キャベツを加えて煮る。やわらかくなったらソースを加え、水どきかたくり粉でとろみをつける。

2 豚カツはサイコロ状の食べやすい大きさに切る。

3 器に2を盛り、1をかけて小ねぎを散らし、からしを添える。

ポイント

● 豚カツのたんぱく質とキャベツの食物繊維がいっしょにとれます。

● コロッケやメンチカツなども、同じソースあんをからめると食べやすくなります。

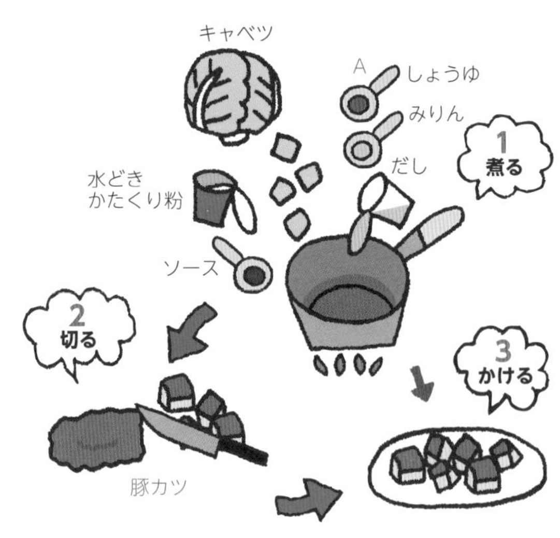

サクッとした衣がかたく感じる場合は、食べやすい大きさに切ってからあんをからめます。

＼酢豚風のあんのほどよい酸味で食が進みます／

# サイコロ豚カツの甘酢あん

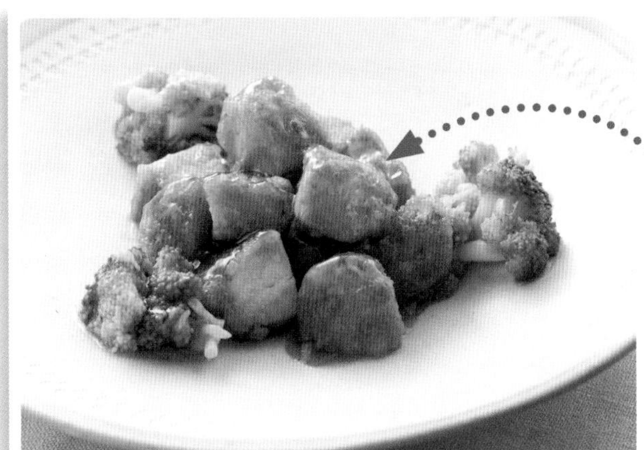

使用器具

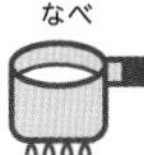


261.4kcal

たんぱく質 17.2g

食塩相当量 2.1g

使用商品

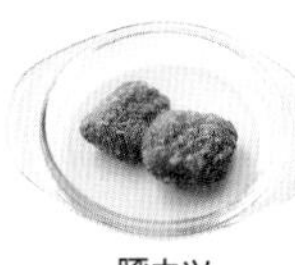

豚カツ

## 材料　1人分

豚カツ（一口タイプ）
……2個（80g）

ブロッコリー……50g

A
- 水……¼カップ
- 砂糖……大さじ1
- しょうゆ……小さじ2
- 酢……小さじ1

- かたくり粉……小さじ1
- 水……大さじ1

## 作り方

1 ブロッコリーは小房に分けてやわらかくゆでる。

2 なべにAと1を入れて煮立て、水どきかたくり粉でとろみをつける。

3 豚カツはサイコロ状の食べやすい大きさに切る。器に盛り、2をかける。

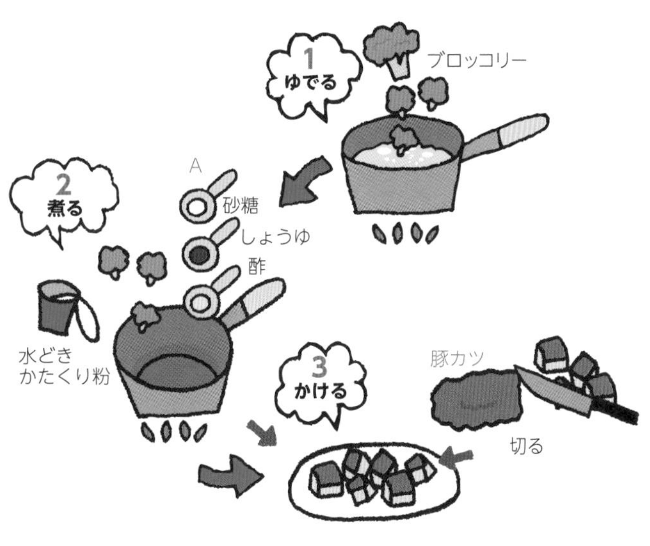


### ポイント

● ブロッコリーを合わせることでビタミンも補給できます。冷凍ブロッコリーを使っても。

● 豚カツは食べやすくなるように小さく切ります。

コンビニやスーパーの焼きとりを串からはずすと、料理の素材として活用できます。食べごたえしっかり。

＼甘辛しょうゆ味にしょうがの風味で箸(はし)が進みます／

# 鶏ときのこの混ぜごはん

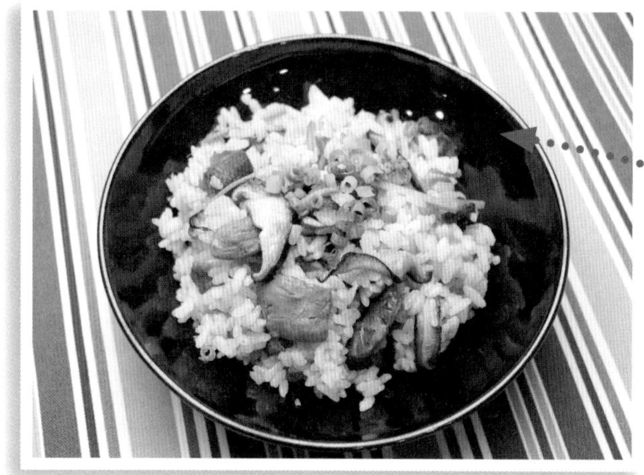

使用器具

電子レンジ

369kcal

たんぱく質 15.7g

食塩相当量 2.3g

使用商品

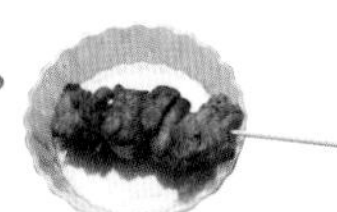

焼きとり串

**材料　1人分**

焼きとり串（総菜）
……1本

生しいたけ（石づきを除く）
……1枚

にんじん……10g（1㎝）

しょうゆ……小さじ1

みりん……小さじ1

しょうがのすりおろし……少量

ごはん……150g

小ねぎ（小口切り）……適量

**作り方**

1 しいたけは薄切りに、にんじんはせん切りにする。

2 ボールに串からはずした焼きとり、1、しょうゆ、みりん、しょうがのすりおろしを入れてしゃもじでさっくりと混ぜる。

3 耐熱の茶わんにごはんを盛り、2をのせてふんわりとラップをかけて電子レンジ（500W）で2分ほど加熱する。軽く混ぜ、小ねぎを散らす。

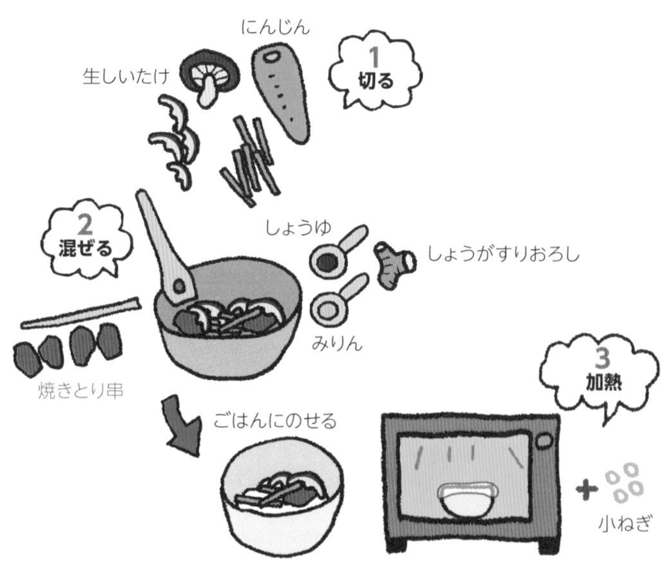


**ポイント**

● きのこの中では嚙み切りやすいのがしいたけです。

● しょうがのすりおろしは、市販のチューブ入りを使ってもOKです。

サケフライはアジやイカのフライよりも、身に厚みがありふっくらして食べやすいです。

＼ポテトサラダをのせて焼いてまろやかに／

# サケとポテトのマヨネーズ焼き

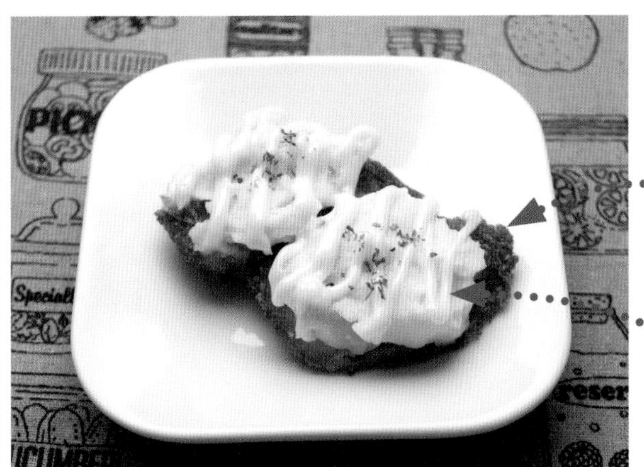

使用器具

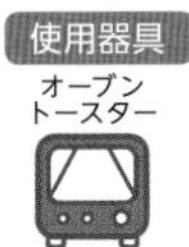


229kcal
たんぱく質 10.7g
食塩相当量 0.5g

使用商品

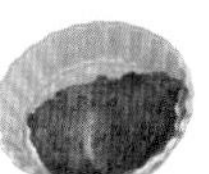

サケフライ

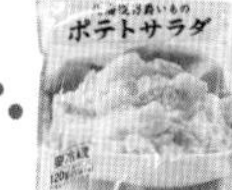


袋入りポテトサラダ

**材料　1 人分**

サケフライ（総菜）
……1 切れ
袋入りポテトサラダ……30g
マヨネーズ……少量
ドライパセリ
（または青のり）……適量

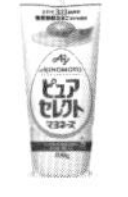


**作り方**

1 ポテトサラダは袋の上から具をつぶして食べやすくし、半分に切ったサケフライにのせてマヨネーズをしぼる。

2 1をオーブントースターで軽く焼き、好みでドライパセリをふる。

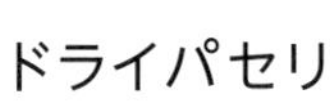

ポイント

● サケは骨や筋肉の健康にたいせつなビタミン D を多く含んでいます。

● サケフライにポテトサラダをのせると、衣がしっとりして、飲み込みやすくなります。

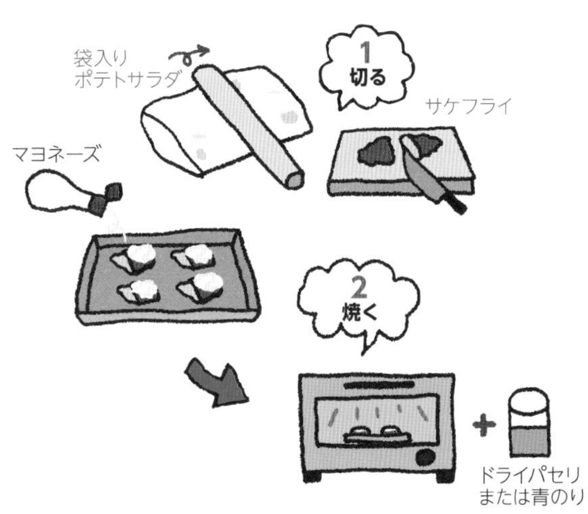

＼練りごまとなすであえてなめらかに／

# 焼きサンマとなすのごまポン酢あえ

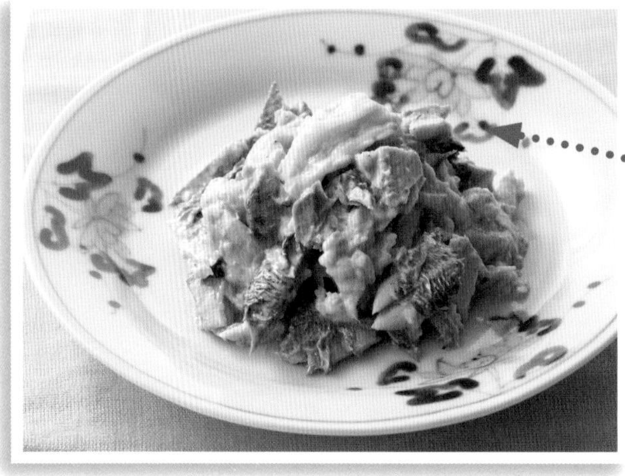

使用器具

電子レンジ

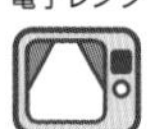

393kcal

たんぱく質 21.3g

食塩相当量 2.6g

使用商品

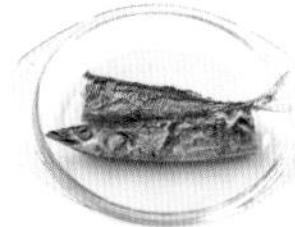

サンマの塩焼き

買ってきた焼き魚は、温め直してそのまま食べてもよし、アレンジを楽しんでもよし。

## 材料　1人分

サンマの塩焼き（総菜）

……1尾分（100g）

なす（へたを除く）……1本（90g）

A
- 練り白ごま……小さじ 2
- ポン酢しょうゆ……小さじ 1
- しょうがの搾り汁……少量

## 作り方

1 サンマは頭と尾、骨を除いてあらくほぐす。

2 なすはところどころ皮をむいて塩でこすり洗いする。ラップで包んで電子レンジ（500W）で約1分30秒加熱し、やわらかくなったら熱いうちに手で縦に裂く。

3 ボールにAを混ぜ合わせ、1、2を加えてあえる。

## ポイント

- 練りごまの油分がつなぎ役になり、エネルギーもアップします。
- 焼き魚は身をほぐして練り白ごまと合わせると、パサつかず、食べやすくなります。

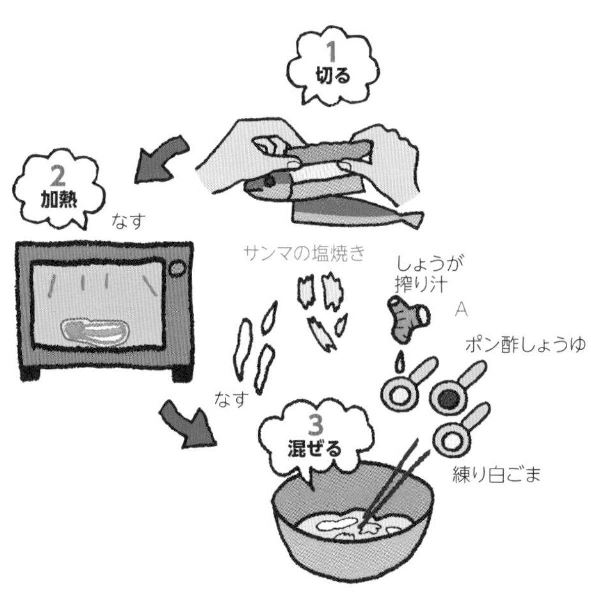

＼レモンがきいた、さっぱりソースがよく合う／

# 焼きサンマのトマトソース

使用器具

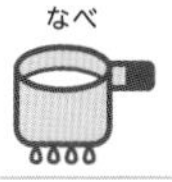


367kcal
たんぱく質 18.8g
食塩相当量 2.2g

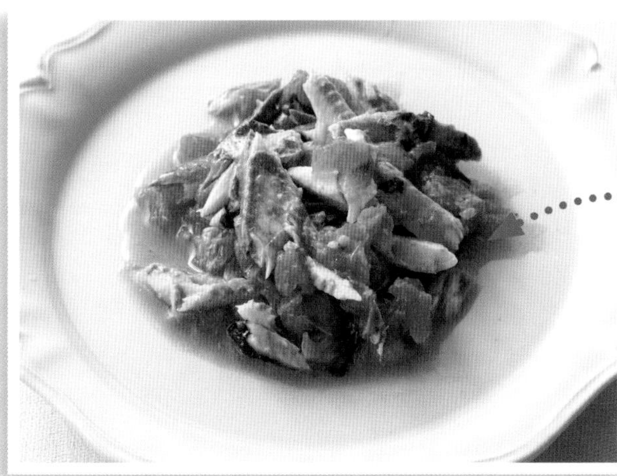

使用商品

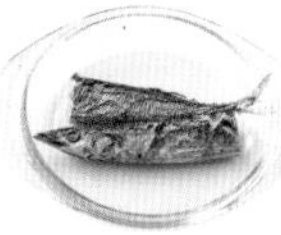
サンマの塩焼き

**材料　1人分**

サンマの塩焼き（総菜）
……1尾分（100g）
トマト……1個（150g）
オリーブ油……小さじ1
レモン果汁……大さじ1

**作り方**

1 トマトは湯むきして皮と種を除き、あらく刻んでオリーブ油とレモン果汁を加えて混ぜる。

2 サンマは頭と尾、骨を除いてあらくほぐし、1であえる。

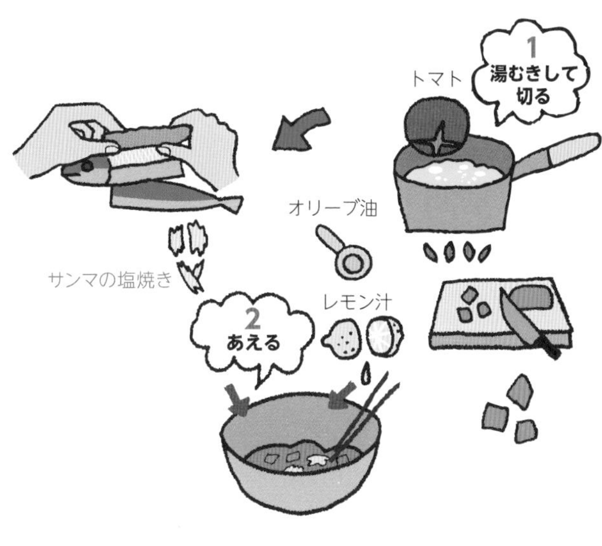


ポイント

● サンマは骨や筋肉の健康にたいせつなビタミンDが豊富です。
● サンマ以外に焼いたアジやブリにも合うソースです。

野菜を加えることでボリュームアップ。濃いめの煮汁も野菜からしみ出た水分でほどよく薄まります。

＼買ってきた煮魚と野菜をいっしょにレンジでチン！／

# 野菜入りサバのみそ煮

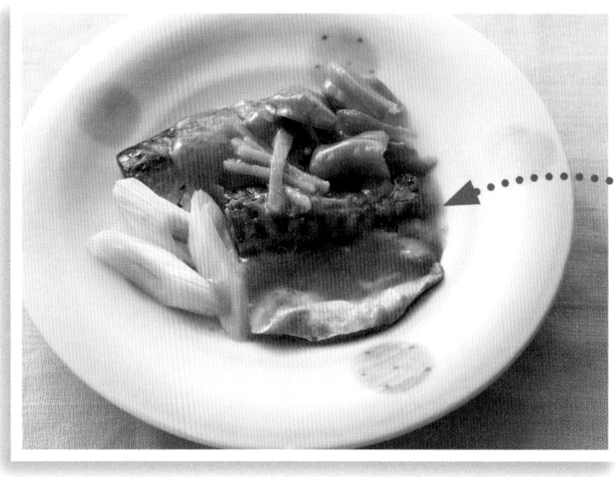

使用器具

電子レンジ

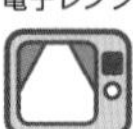

182.6kcal
たんぱく質 11.9g
食塩相当量 1.4g

使用商品

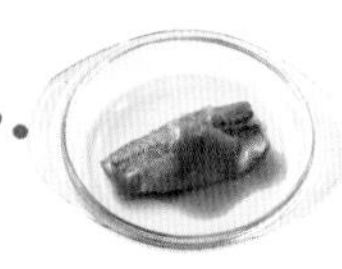

サバのみそ煮

**材料　1人分**

サバのみそ煮（総菜）
……80g
ピーマン……1個（30g）
長ねぎ……20g
しょうが（せん切り）……少量

**作り方**

1 ピーマンは食べやすい大きさに切り、長ねぎは1cm幅の斜め切りにする。

2 オーブンシートにサバのみそ煮をのせて煮汁をかけ、1としょうがをのせ、ふんわりと包んで電子レンジ（500W）で1分ほど加熱する。

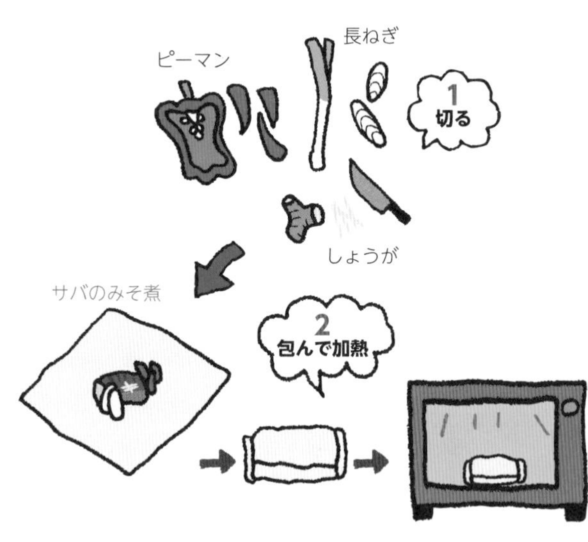


**ポイント**

- サバのたんぱく質に野菜の栄養もプラス。サバみそ煮缶でも同様に料理できます。
- 電子レンジ調理の包み蒸しで、魚も野菜もふっくら、しっとり温まります。

甘辛いきんぴらは、なじみの深い味で高齢のかたが喜びます。いため煮にもアレンジを。

＼ほっとできる味で、ごはんが進みます／

# きんぴらと豆腐のいため煮

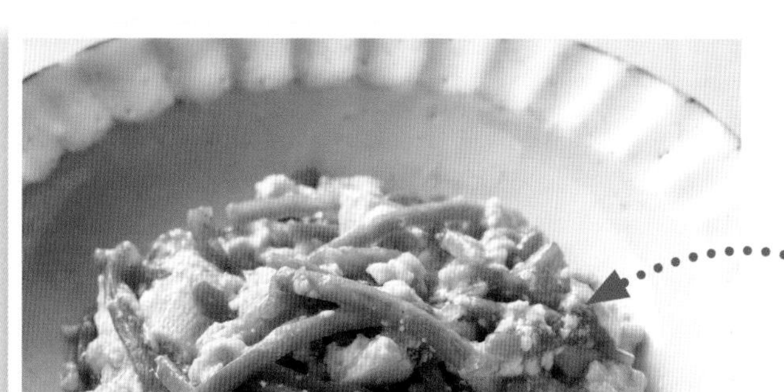

使用器具

なべ

127.8kcal

たんぱく質 5.9g

食塩相当量 0.8g

使用商品

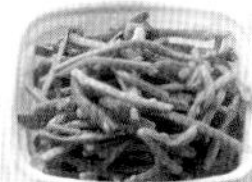

きんぴら

**材料　1人分**

きんぴら（総菜）……40g

もめん豆腐（水けをきる）……¼丁（75g）

ごま油……少量

めんつゆ（市販品、3倍希釈タイプ）……小さじ½

かたくり粉……小さじ½

水……小さじ2

**作り方**

1 なべにごま油を熱し、豆腐をあらくくずし入れていためる。

2 きんぴらとめんつゆを加えていため、水けがなくなるまで煮る。

3 水どきかたくり粉でとろみをつける。

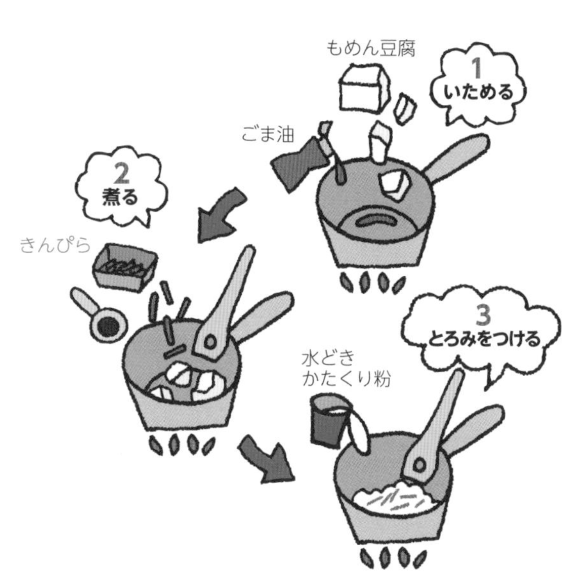


**ポイント**

● 豆腐など水分の多い素材といっしょにいため煮にすることで、根菜の食物繊維がやわらかくなります。

● 豆腐をつなぎとして加えることで、口の中でのまとまりがよくなります。

高齢のかたにとって口の中でバラつきやすいひじき。「混ぜる」くふうでなじみのある煮物が食べやすくなります。

＼マヨネーズと練りごまでこく豊か／

# ひじきの簡単白和え

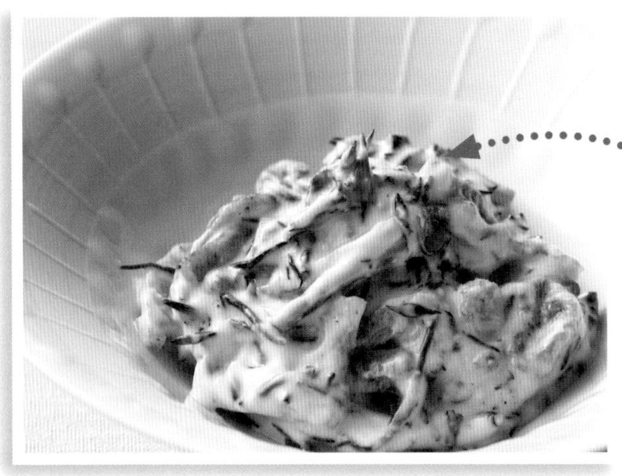

152.1kcal
たんぱく質 6.0g
食塩相当量 0.9g

使用商品

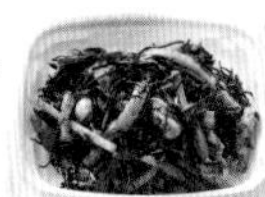

ひじきの煮物

**材料　1人分**

ひじきの煮物（総菜）……40g
絹ごし豆腐※……¼丁（50g）
マヨネーズ……小さじ2
練り白ごま……小さじ⅓
※豆腐はキッチンペーパーなどで包んで軽く水けをきる。

**作り方**

1 ボールに豆腐を入れて、フォークなどでつぶし、練りごまを加えて泡立て器でよく混ぜ、なめらかになったらマヨネーズを加えてさらによく混ぜ合わせる。
2 ひじきの煮物を加えてあえる。

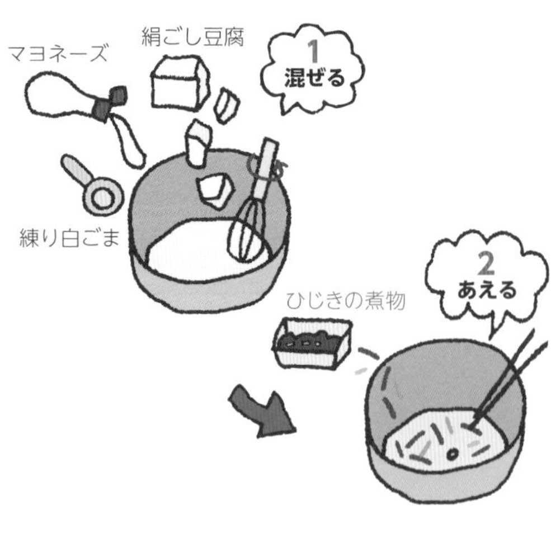


ポイント

- ひじきは食物繊維やカルシウムが豊富です。
- 豆腐ベースのあえ衣にマヨネーズを加えてこくを出し、エネルギーもアップ。

＼やさしい口当たりで楽に食べられます／

# とろとろ卵丼

使用器具

電子レンジ

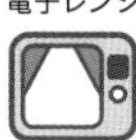

| |
|---|
| 319kcal |
| たんぱく質 8.8g |
| 食塩相当量 1.6g |

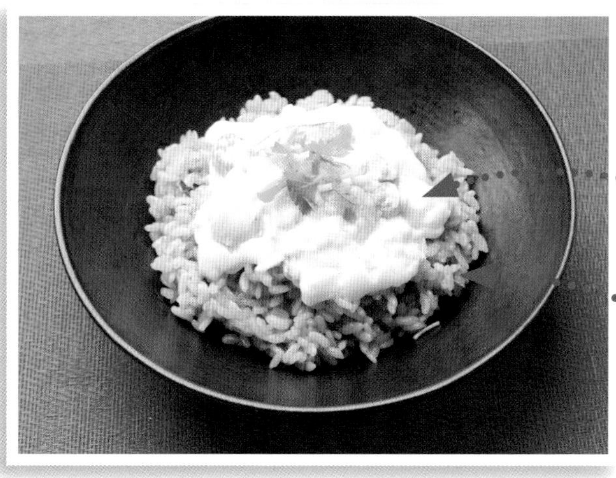

使用商品

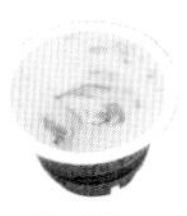

茶碗蒸し

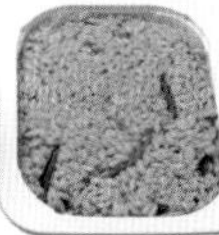

五目ごはん

**材料　1人分**

茶碗蒸し（市販品）……1個

五目ごはん（パック入り）……1個

三つ葉（2㎝長さ）……適量

**作り方**

1 茶碗蒸しと五目ごはんは、パッケージに記載してある通りの方法で温める。

2 器に五目ごはんを盛り、スプーンでよく混ぜた茶碗蒸しをかけ、三つ葉を散らす。

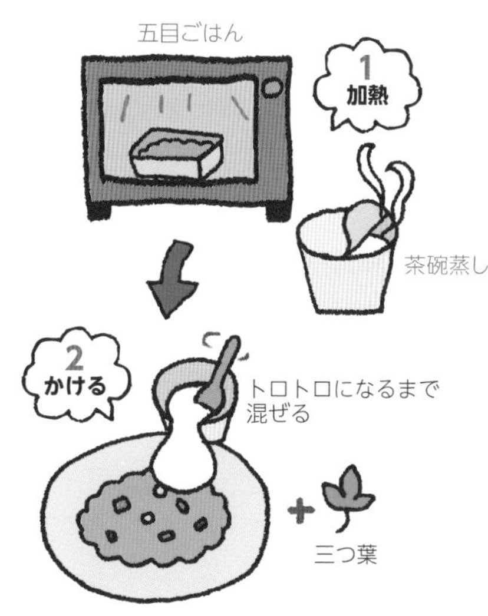


**ポイント**

- 病気や突然のケガ、悪天候などで外出できないときは、電子レンジで温めて食べられるもので栄養補給を。
- よりやわらかくしたい場合は、五目ごはんをだしで煮たり、おかゆにかえてみましょう。

ごはんに混ぜればすし酢のかわりになり、ほどよく酸味もやわらぎます。
短く切って豆腐にかけるなど使い方無限大！

＼ 青じそのさわやかな香りで食欲がわきます ／

# マグロともずくの簡単手こねすし

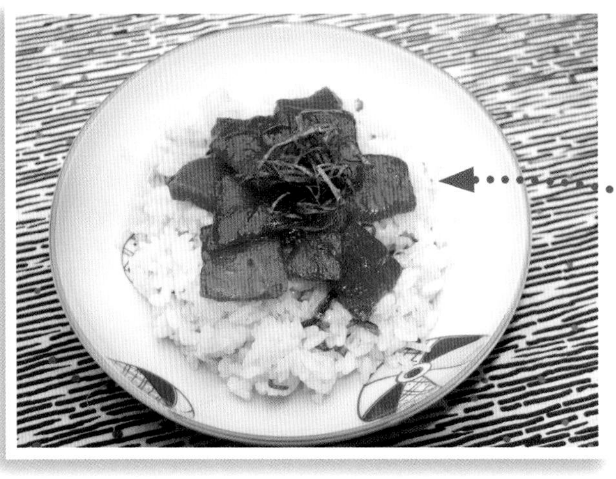

| |
|---|
| 230kcal |
| たんぱく質 11.7g |
| 食塩相当量 1.4g |

使用商品

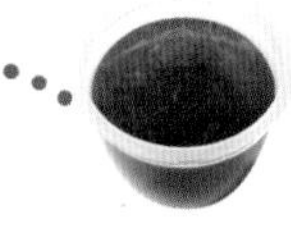

もずく酢

**材料　1人分**

マグロの刺し身（市販品。大根のつま付きのもの※）……40g（4切れ）

A
- しょうゆ　小さじ½
- しょうがのすりおろし……少々

温かいごはん……100g

もずく酢（市販品）……½パック

うま味調味料（あれば）……2ふり

青じそ（せん切り）……2枚

※大根のつまは 15g（軽くひとつかみ）を使用。

**作り方**

1 マグロは食べやすい大きさに切りAをからめる。大根のつまは洗って水けをふき、みじん切りにする。

2 ボールにごはんを入れ、もずく酢と大根のつま、うま味調味料を加えてさっくり混ぜる。

3 2を器に盛り、マグロをのせ、青じそを散らす。

**ポイント**

● もずく酢のつるりとした食感で、のどに送り込みやすくなります。食が細くなったときにもおすすめです。

● しょうが以外にわさびもおすすめです。市販のチューブ入りを使っても。

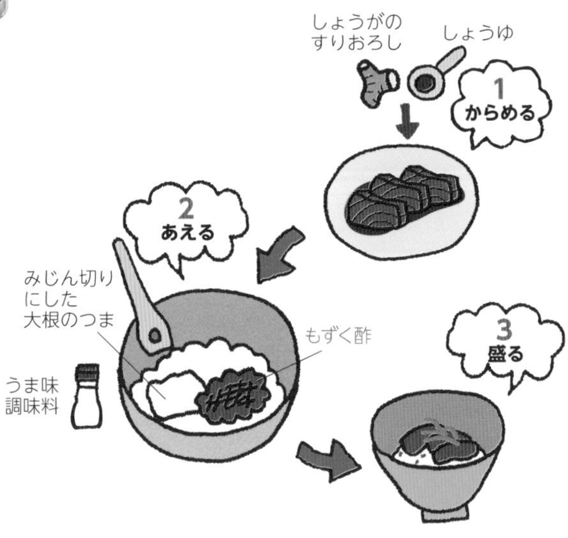

ごはんや豆腐にのせるだけなく、つるんとした食感で食べやすさを助けます。

＼サケと青じそで彩りよく華やかに／

# サケとなめたけの混ぜちらし

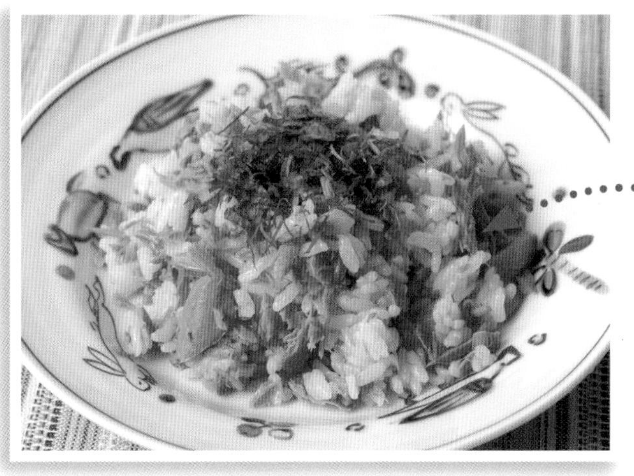

| 282kcal |
| --- |
| たんぱく質 10.8g |
| 食塩相当量 1.2g |

使用商品

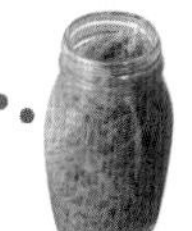

なめたけのびん詰め

## 材料　1人分

温かいごはん……100g

A
- なめたけ（市販品）……20g
- しょうがのすりおろし……3g
- ごま油……小さじ½
- すし酢（市販品）……小さじ1
- うま味調味料（あれば）……2ふり 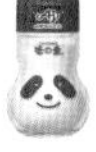

焼きサケ（総菜）……30g

青じそ（せん切り）……1枚

## 作り方

1 Aを混ぜ合わせる。

2 1にごはんを加え、サケをほぐして加え混ぜる。器に盛り、青じそを散らす。

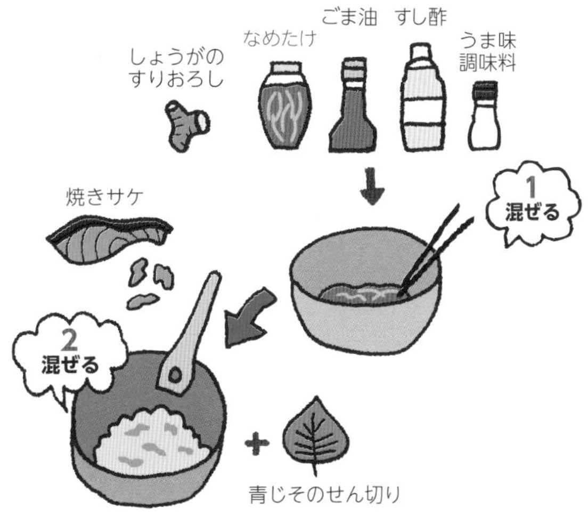


### ポイント

- よりやわらかくしたい場合は、混ぜちらしをこんぶだしで煮てください。
- すしめしにごま油としょうがを混ぜて風味よく仕立てます。

甘辛しょうゆ味でうま味のあるなめたけは、煮物の調味料がわりにも使えます。

＼ちくわとなめたけのうま味がごはんに合う／

# なすとなめたけのやわらか煮

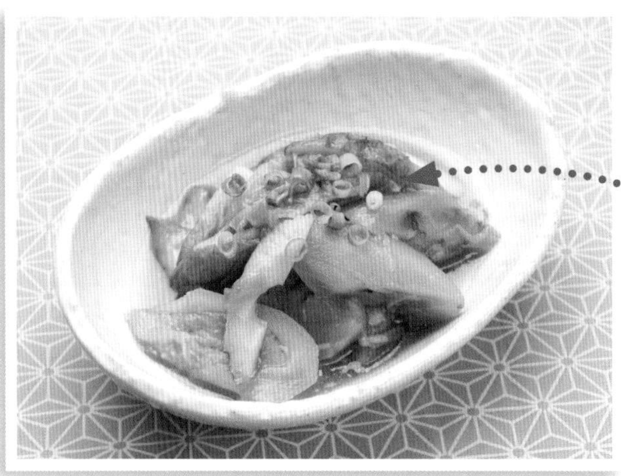

使用器具

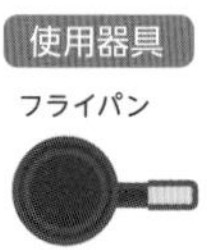

フライパン

118kcal

たんぱく質 5.7g

食塩相当量 2.1g

使用商品

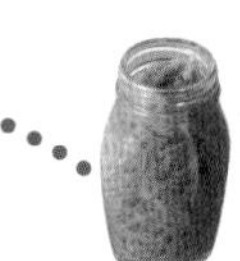

なめたけのびん詰め

**材料　1人分**

なす（ヘタを除く）…… 1本

ちくわ…… 1本

なめたけ（市販品）……大さじ1

ごま油……小さじ1

水……150mℓ

小ねぎ（小口切り）……適量

**作り方**

1 なすは皮をむいて一口大の乱切りにし、水に浸す。ちくわは1cm幅の斜め切りにする。

2 フライパンにごま油を熱し、水けをきったなすとちくわをいためる。

3 2になめたけと水を加えてふたをして、なすがやわらかくなるまで煮る。器に盛り、小ねぎを散らす。

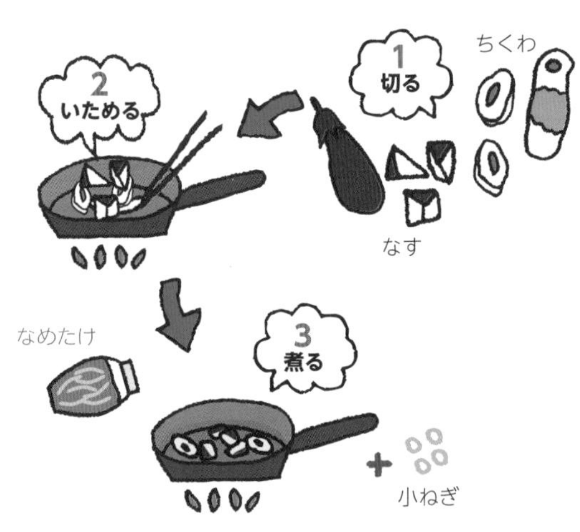


**ポイント**

● 低カロリーのなすをごま油でいためてエネルギーアップします。

● 小ねぎを散らして食欲をそそります。

ラーメンはみんな大好きです。
食が細くなってくると、インスタントラーメン半分くらいがちょうどいいかたも。

＼鶏ひき肉のうま味と牛乳のこくが絶妙／

# ミルクラーメン

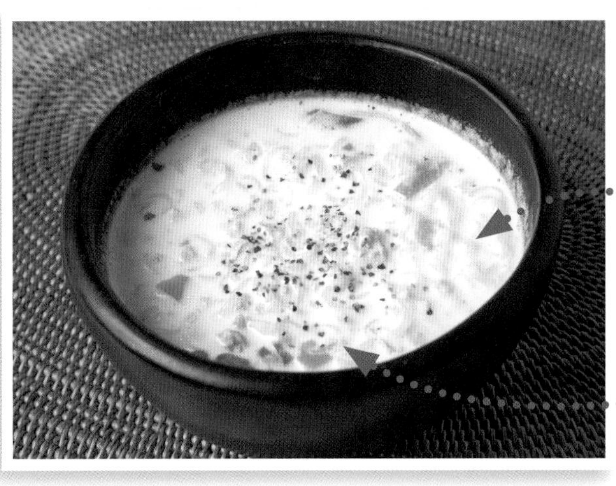

使用器具

なべ

465kcal

たんぱく質 19.8g

食塩相当量 3.0g

使用商品

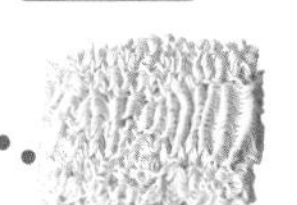

インスタントラーメン

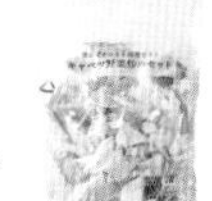

いため野菜ミックス

## 材料　1人分

インスタントラーメン
（塩味かみそ味）……½袋
鶏ひき肉……30g
ごま油……小さじ½
A｜いため野菜ミックス……50g
　｜牛乳……250mℓ
添付の粉末スープ……½袋

## 作り方

1 なべにごま油を入れて熱し、鶏ひき肉を中火でいため、Aと手で細かく割ったインスタントラーメンを加えて、めんがやわらかくなるまで煮る。

2 添付の粉末スープをとき混ぜ、ひと煮立ちしたら器に盛る。

●インスタントラーメン1袋で作る場合は、袋に記載の水分量より少ない水でラーメンを煮て、めんがやわらかくなったら牛乳 250ml を加える。

### ポイント

● 鶏ひき肉といため野菜ミックスを使えば、包丁いらずで栄養充実のラーメンに！
● 牛乳からカルシウムを補います。

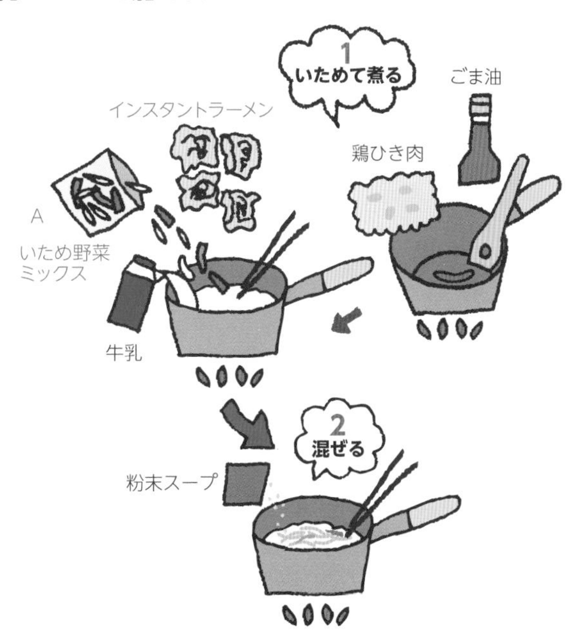

＼玉ねぎとにんじんの甘味でほっとする卵とじに／

# 親子煮

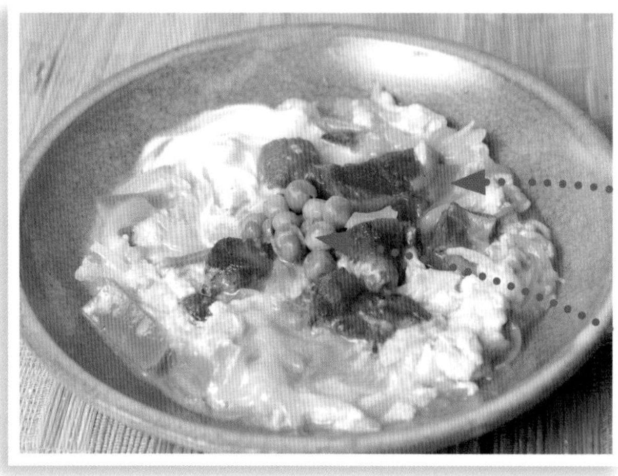

使用器具

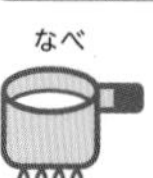


212kcal
たんぱく質 19g
食塩相当量 2.1g

使用商品

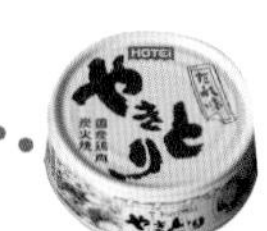

焼きとり缶

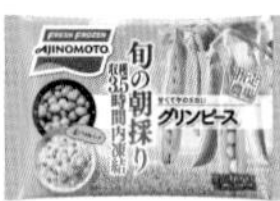

冷凍グリンピース

たれに浸ったほろほろとやわらかい焼きとりです。そのまま食べても、煮物やいため物の調味に活用しても。

### 材料　1人分

焼きとり缶……1缶
玉ねぎ……30g（1/6個）
にんじん……10g（1cm）
水……150mℓ
顆粒和風だし……小さじ1/3
とき卵……1個分
冷凍グリンピース……5g

### 作り方

1 玉ねぎ、にんじんは薄切りにする。
2 なべに焼きとりを汁ごと入れ、1、水、顆粒和風だしとともに中火にかけ、野菜がやわらかくなるまで煮て、冷凍グリンピースを加えてひと煮する。
3 とき卵をまわし入れ、半熟状になったら火を消し、器に盛る。

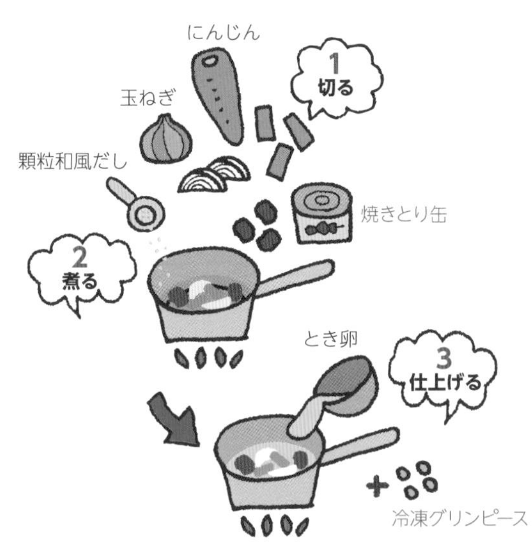


### ポイント

● ごはんやうどんなどめん類にのせてもおいしくいただけます。
● 卵と野菜を組み合わせ、たんぱく質を増量し、野菜の栄養を補います。

ツナは水煮缶よりも油漬缶のほうが、しっとり食べやすく高齢のかたに好まれます。

＼ツナ缶のうま味で小松菜を煮るのでだしいらず／

# ツナ缶と小松菜の煮浸し

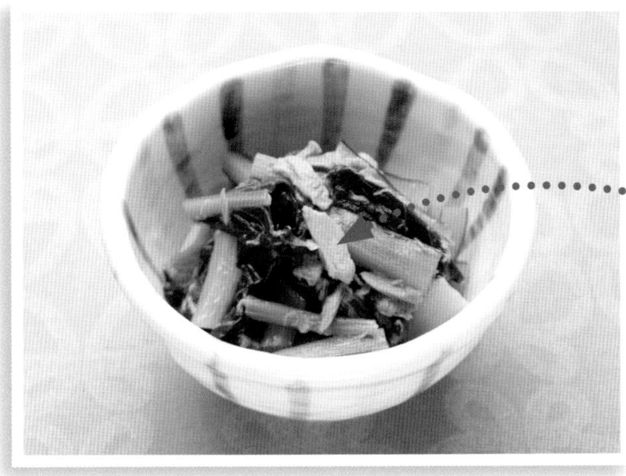

使用器具

なべ

112kcal
たんぱく質 8.2g
食塩相当量 1.2g

使用商品

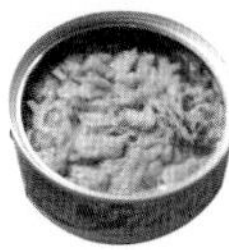

ツナ油漬缶

**材料　1人分**

ツナ油漬缶（軽く汁をきる）
……½缶
小松菜（3㎝長さに切る）
……100g
水……¼カップ
しょうゆ……小さじ1

**作り方**

1 なべに小松菜、ツナ、水を入れて煮る。
2 小松菜がやわらかくなったらしょうゆで調味し、器に盛る。

ポイント

● ツナのたんぱく質と、小松菜のカルシウム、ビタミンKで栄養たっぷりです。
● 小松菜のかわりに、青梗菜やほうれん草、もやしでもおいしくできます。

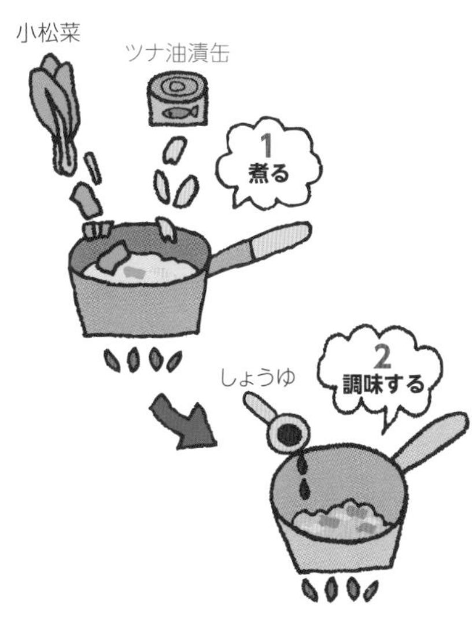

しっかり味がついたサバみそ煮缶の汁は、組み合わせる素材の調味にも生かせます。

＼しみじみおいしい煮物が電子レンジで手早く／

# サバと大根のみそ煮

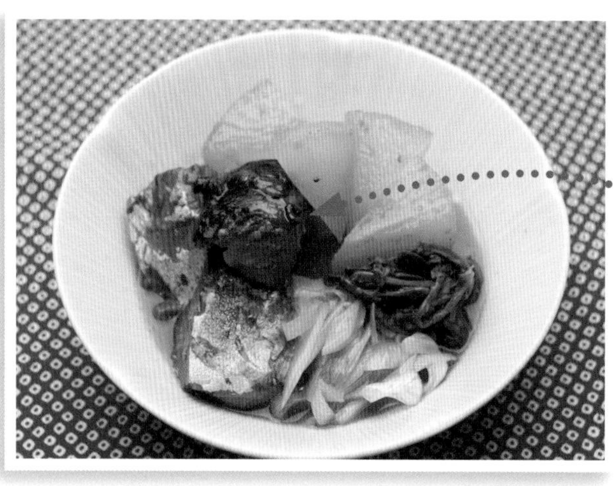

使用器具

電子レンジ

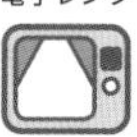

194kcal
たんぱく質 13.5g
食塩相当量 1.2g

使用商品

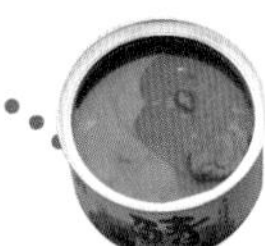

サバみそ煮缶

**材料　1人分**

サバみそ煮缶……½缶
大根…… 100g（3cm）
水……大さじ1
ねぎ（1cm幅の斜め切り）
……10cm
春菊（3cm長さに切る）……1株
A しょうがのすりおろし
……少量
サバみそ煮缶の汁
……大さじ2
顆粒和風だし……小さじ¼

**作り方**

1 大根は1.5cm厚さの輪切りにしてから4つに切る。耐熱容器に入れて水を加え、ラップをふんわりとかけて電子レンジ（500W）で4分ほど加熱する。

2 1の汁けをきり、サバ、ねぎ、春菊を加え、Aをかける。

3 2にラップをふんわりとかけて電子レンジ（500W）で2分ほど加熱し、器に盛る。

ポイント

● 大根がかたい場合は、1の加熱時間を長めにするか、薄く切ってください。
● しょうがのすりおろしは、市販のチューブ入りを使ってもOKです。

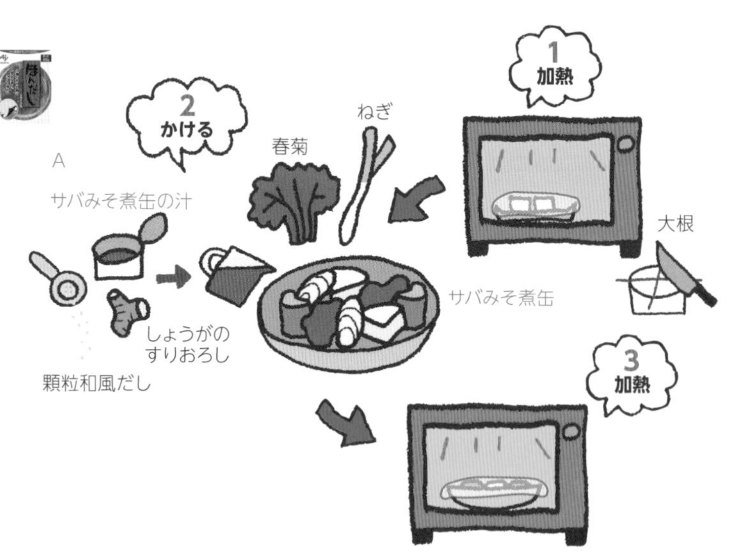

魚の缶詰はポテトサラダやマカロニサラダと好相性です。イワシかば焼き缶・サバ照り焼き缶でも。

＼きゅうりの食感とカレー粉でメリハリをつけます／

# 魚の缶詰でごちそう ポテトサラダ

146kcal
たんぱく質 6.3g
食塩相当量 0.7g

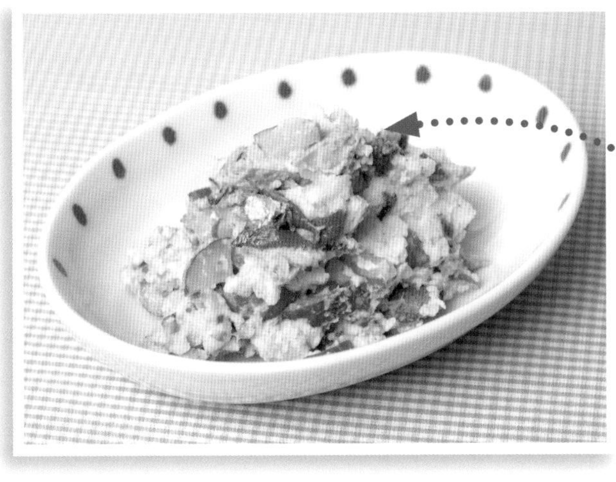

使用商品

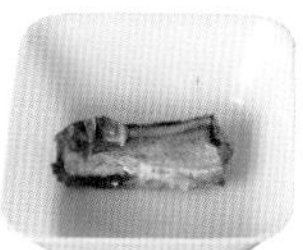

サンマかば焼き缶

## 材料　1人分

サンマかば焼き缶（汁をきる）
……30g
きゅうり……20g
塩……少量

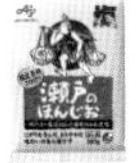

ポテトサラダ（総菜）
……50g
カレー粉……適量

## 作り方

1 きゅうりは薄切りにして塩をふってしばらくおき、しんなりとなったら水けを絞る。
2 ポテトサラダとカレー粉を混ぜ合わせる。
3 2にサンマを加え、軽く混ぜて器に盛る。

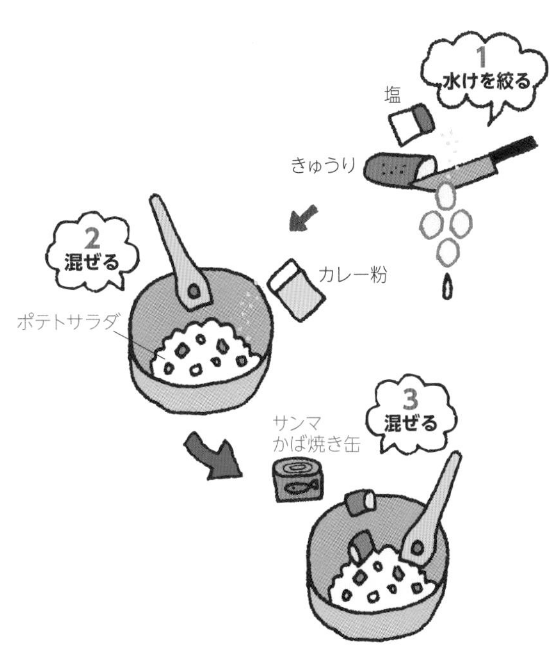


ポイント

● サンマかば焼き缶は、サンマが骨ごと食べられ、カルシウムも補給できます（食べにくいと思われる大きな骨は除いてください）。
● 魚介類と芋が、加熱の手間なくいっしょにとれます。

訪問栄養
ノート
ケース2

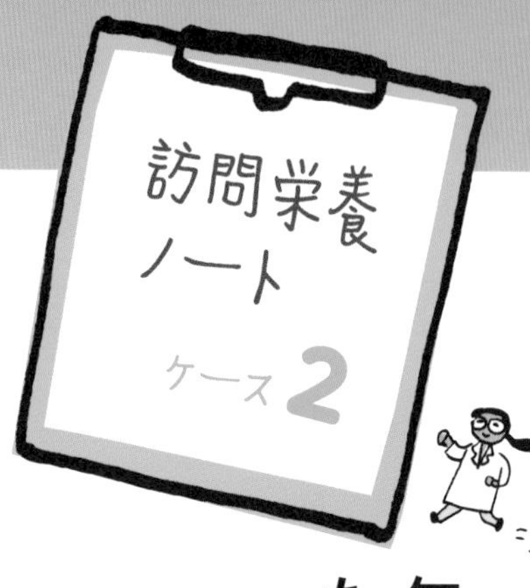

# 缶詰やレトルト食品などを備える たいせつさを痛感した東日本大震災

頼子さん（73）は車いすで糖尿病を患っており、築50年以上の都営団地にひとり暮らし。ご主人と息子さんはすでに他界。頼子さんの住まいから電車とバスで1時間程度の所に住む妹さんが、ときどきお菓子を持って訪ねて来てくれる。

頼子さん、あの頃はほんとに怖かったですね…
ほんとね
停電になったり…
!!
パッ
そうそう
パッ
ホッ
食事にも困ったわねぇ…
ビシッ
備えが大切ですね
ほんとね

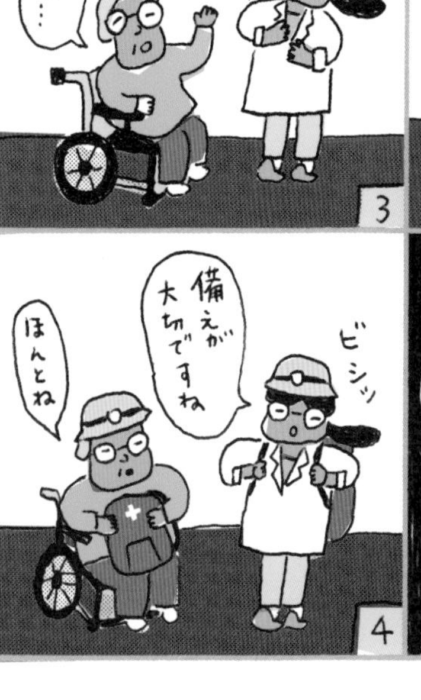

頼子さんはご主人と息子さんと死に別れ、昭和34年に建てられた都営団地の1階に住んでいます。糖尿病で、いつも低カロリーの食品を食べて血糖値のコントロールに励んでいます。2011年3月11日に起こった東日本大震災。東京都足立区も震度5強の揺れが襲いました。私は頼子さんの家を訪問中でした。その日は頼子さんへの栄養指導と減塩指導のために簡単な汁物を作りました。帰りぎわに頼子さんと立ち話をしているとき、長くて大きな地震が起こったのです。

頼子さんが車いすだったので、ともかく玄関からの避難路を確保しようと、玄関ドアをあけました。私の体が投げ出されそうな地震でしたが、頼子さんが不安にならないように話しかけを続けました。

## スーパーは水や食料が品切れに

頼子さんの家は、車いすで生活しやすいように、テレビや扇風機、本棚などの大きくて重い物が高い所にとりつけられていて、あれが落ちてきたらと思うとぞっとしました。部屋の高い所に設置した家電や家具が傾いたり落ちてきたりしないよう、とりつけを強化してもらわなくてはいけません。

この地震では本棚の本が少し落ちた程度ですみましたが、頼子さんは車いすなので避けることができず、ぶつかってしまいました。地震のあと、少しおちつくまで頼子さんと話をして、ガス、電気、水道に異常がないかを確認し、その後の余震で頼子さんの頭に物が落ちてきたときの防御のために、毛糸の帽子をかぶせて帰りました。

足立区は、地震による大きな被害はありませんでしたが、その後しばらく、スーパーは水や食料が品切れ状態に。生鮮食品はなかなか手に入らなくなりました。在宅患者さんの家でも、食事に困る様子が見受けられました。このとき、缶詰やレトルト食品が役立つことを改めて感じ、その教訓を生かして、現在はそれらを保存食として購入するようにすすめています。

## 栄養剤も食料も入手困難に

また、足立区の半分くらいの地域で計画停電が行なわれたのですが、患者さんの家を訪問すると、寒くて電気もつかない暗い部屋にぽつんとすわっているのが本当に気がかりでした。在宅患者さんの中には、吸引や人工呼吸器、在宅酸素、電動ベッドなどを利用していて停電すると命にかかわるかたもいたため、私が勤務する在宅部の電話は鳴りっぱなしで、たえず家族からの不安な声が寄せられていました。褥瘡（じょくそう）のリスクが高くなったり、病状の悪化が予測される場合は、入院や施設に入所してもらうことで乗りきりました。私のところには、医師から薬剤として処方される経管栄養剤を作る工場が被災したため、不足して手に入らなくなった、どうしたらよいかという相談がありました。ドラッグストアで販売している栄養剤を購入できる人は購入してもらい、購入できない人には、経管栄養剤と栄養価を同じくらいにした濃厚流動食の作り方を考え、レシピを伝えました。

## 災害時は懐中電灯、ラジオ、カセットこんろも必要

ひとり暮らしの頼子さんのところには妹さんが泊まりがけで来てくれていました。

しばらく余震も多く、食料が手に入りにくかったため、独居で要介護の高齢者は在宅での生活がさらにたいへんになります。食料の入手のために、患者さんの家の近くのコンビニに商品が納入される時刻を教えてもらい、その時刻にホームヘルパーや家族に買い物に行ってもらうようにしました。

計画停電、食料の不足、ガソリンが手に入りにくいなどの混乱した状態が約１か月間続き、私たち在宅医療を支えるスタッフもたいへんな経験をしました。

いつもあたりまえに供給される電気がストップすると、在宅患者さんの生活はとても困難になります。懐中電灯、ラジオ、カセットこんろ、水や食料の備蓄のたいせつさを痛感しました。

私たちの支援と妹さんの協力により、頼子さんは体調をくずすこともなく、あたたかな春を迎えることができました。

豆腐以外にも、ごはんやうどんなどにかけて使える定番おかず。歯ぐきでつぶせるやわらかさです。

＼やわらかな口当たりでほっとする味／

# 肉豆腐風

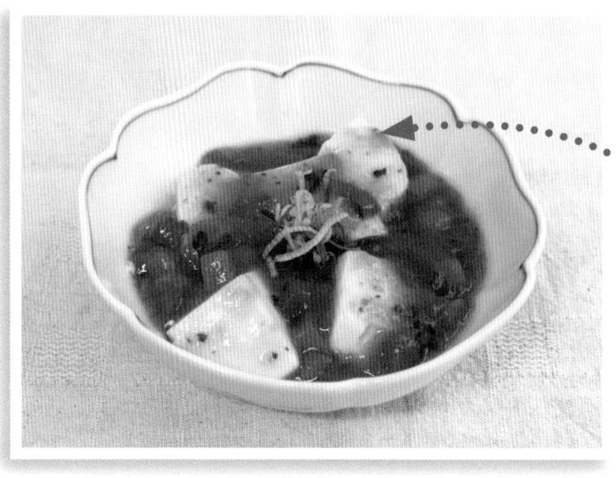

使用器具

なべ

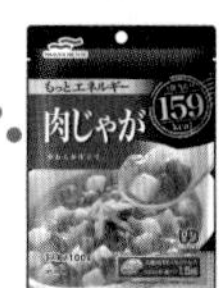

温め方は下記参照

215kcal
たんぱく質 6.9g
食塩相当量 1.7g

使用商品

肉じゃが
（レトルト介護食品）

**材料　1人分**

肉じゃが（レトルト介護食品）
……1袋
絹ごし豆腐※……100g（½丁）
ねぎ（あれば）……適量

※豆腐はキッチンペーパーなどで包んで軽く水けをきる。

**作り方**

1 食べやすい大きさに切った豆腐を器に盛る。
2 袋に記載してある通りの方法で温めた肉じゃがをかける。あればねぎを散らす。

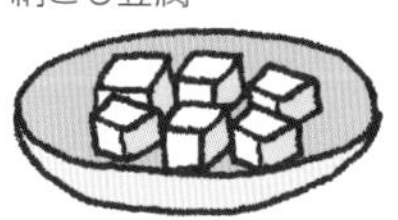

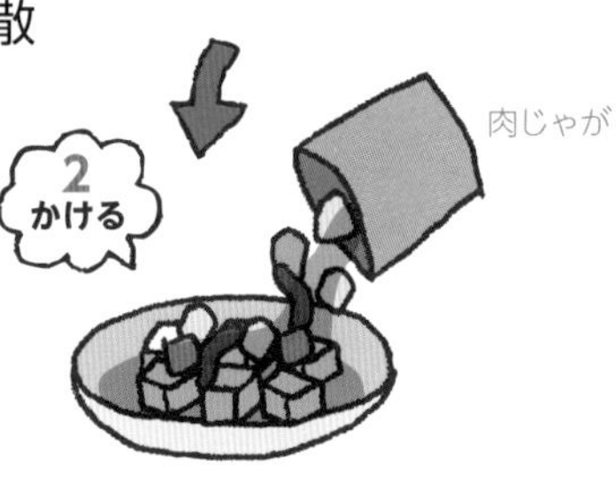


ポイント

- 豆腐はたんぱく質がとれ、消化しやすい大豆製品です。
- もめん豆腐よりも絹ごし豆腐のほうが、なめらかでのどに送り込みやすい。

## レトルト食品

温め方の一例

◉湯で袋ごと温める

袋の封を切らずに沸騰した湯で温めます。

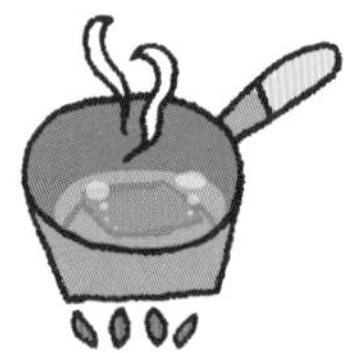

◉電子レンジで温める

開封し、中身を耐熱性の容器に移しかえ、ラップをかけて電子レンジで温めます。

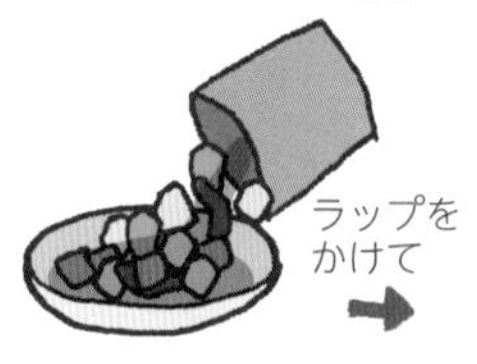


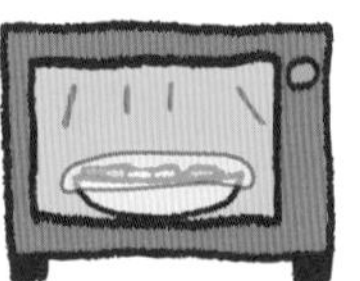

なめらかなあんかけで食べやすくまとまります。家族もいっしょに食べやすい介護食品です。

＼いろいろな具を中華あんかけにからめるだけ／

# なめらかゴーヤーチャンプルー

**使用器具**

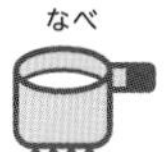


温め方は
62ページ参照

217kcal
たんぱく質 11.3g
食塩相当量 1.6g

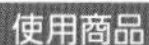

**使用商品**

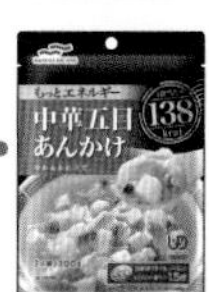


中華五目あんかけ
（レトルト介護食品）

## 材料　1人分

中華五目あんかけ
（レトルト介護食品）……1袋
苦うり（薄切り）……4～5枚
鶏つくね（総菜）……2個
絹ごし豆腐※…… ¼丁（50g）
塩……少量

※豆腐はキッチンペーパーなどで包んで軽く水けをきる。

## 作り方

1 苦うりは塩でもみ、10分ほどおいてからやわらかくゆでる。

2 鶏つくね、豆腐は一口大に切ってゆで、袋に記載してある通りの方法で温めた中華五目あんかけと混ぜ、1を散らす。

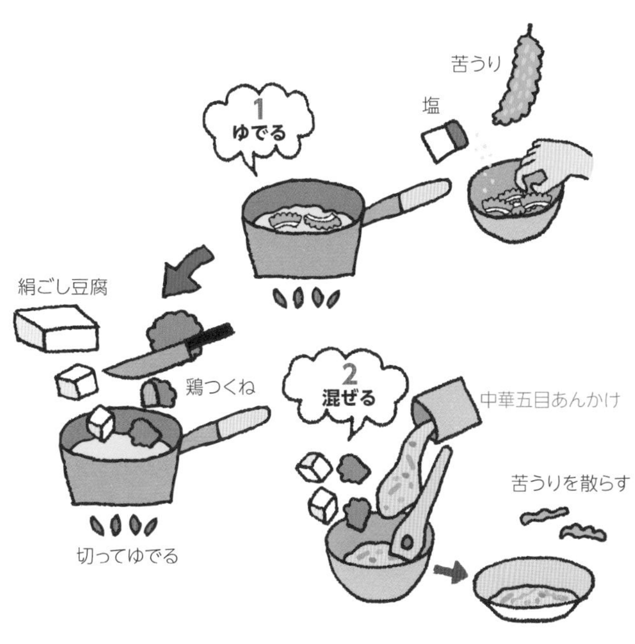


**ポイント**

- 中華五目あんかけに、肉加工品や豆腐、野菜を足して栄養アップします。
- もめん豆腐よりも絹ごし豆腐のほうが、なめらかでのどに送り込みやすい。

なめらかなあんかけは、白飯やおかゆ、魚や豆腐などにかけて使うこともできます。

＼ 白身魚にかけて蒸すだけ！包丁いらずです ／

# 蒸し魚の中華あんかけ

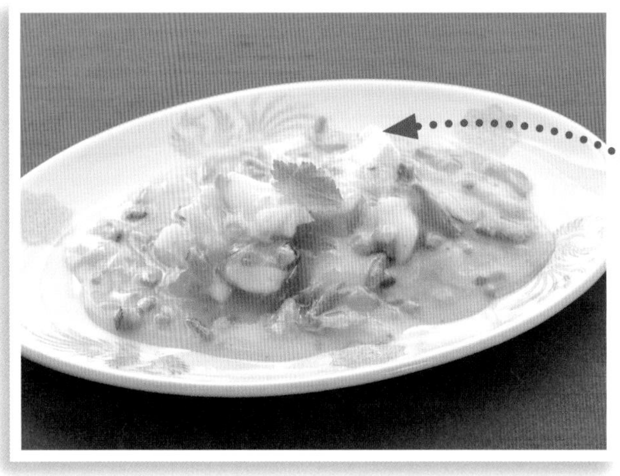

使用器具

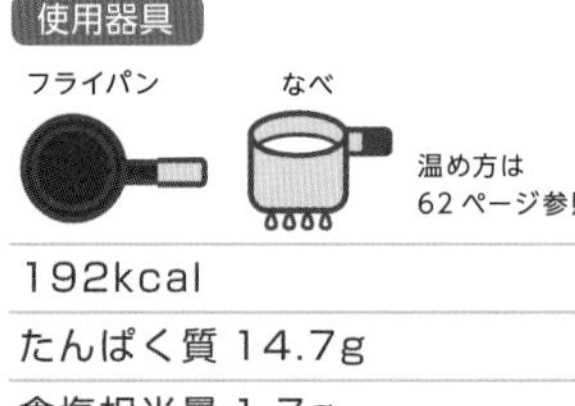


温め方は
62 ページ参照

192kcal
たんぱく質 14.7g
食塩相当量 1.7g

使用商品

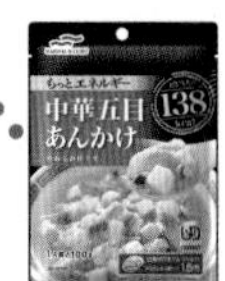


中華五目あんかけ
（レトルト介護食品）

**材料　1 人分**

中華五目あんかけ
　（レトルト介護食品）……1 袋
白身魚（タラなど）の切り身
　……1 切れ（約 70g）
三つ葉（あれば）……適量

**作り方**

**1** アルミ箔（はく）で白身魚を包み、フライパンにのせ、水を少し注ぎ入れ、ふたをして中火で 5 分ほど蒸して魚に火を通す。

**2** 白身魚の皮と骨を除いて一口大に切って器に盛り、袋に記載してある通りの方法で温めた中華五目あんかけをかける。あれば三つ葉を散らす。

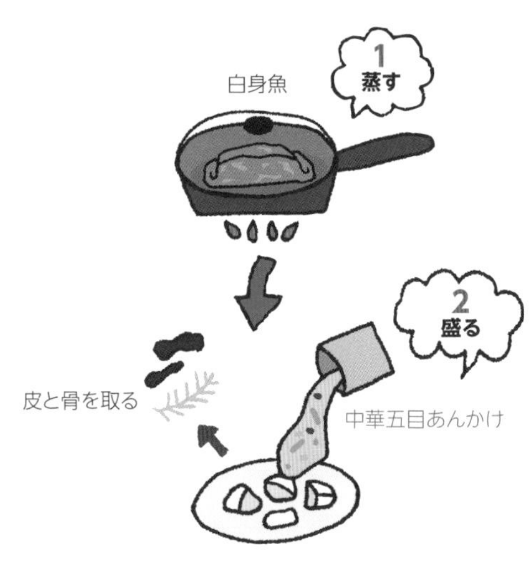


**ポイント**

- 耐熱皿に酒大さじ1をふった白身魚をのせ、ラップをかけ、電子レンジ（500W）で 2～3 分加熱しても。
- タラのほかに、ギンダラ、キングサーモン、タイなどがやわらかくておすすめです。

とろみを生かして天津丼のあんにしたり、茶わん蒸しにアレンジしたり、本格的な料理にも活用できます。

＼レトルト介護食品と卵だけでらくらくできる！／

# 簡単中華風茶わん蒸し

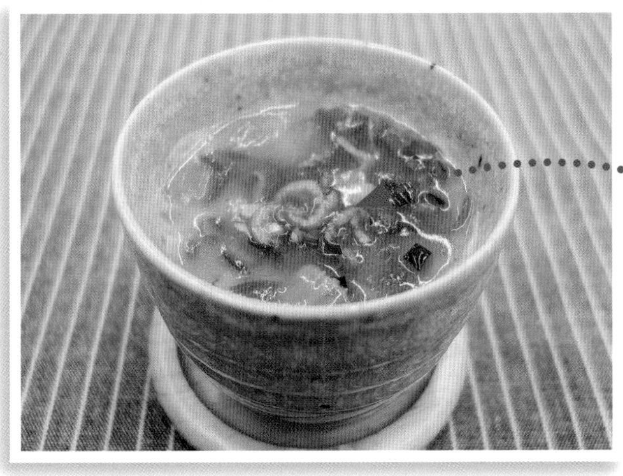

使用器具

電子レンジ

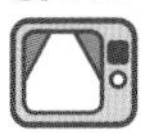

215kcal
たんぱく質 8.7g
食塩相当量 1.7g

使用商品

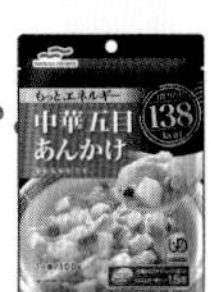


中華五目あんかけ
（レトルト介護食品）

**材料　1人分**

中華五目あんかけ
（レトルト介護食品）……1袋
とき卵……1個分
水……大さじ1
ねぎ（青いところ）……適量

**作り方**

1 中華五目あんかけの具は大さじ1とりおく。ボールに中華五目あんかけの具、とき卵、水を入れて混ぜる。
2 耐熱性の器に1を流し入れ、ラップをかけ、電子レンジ（600W）で1分30秒ほど加熱する。
3 1で残しておいた中華五目あんかけの具をかけ、ねぎを散らす。

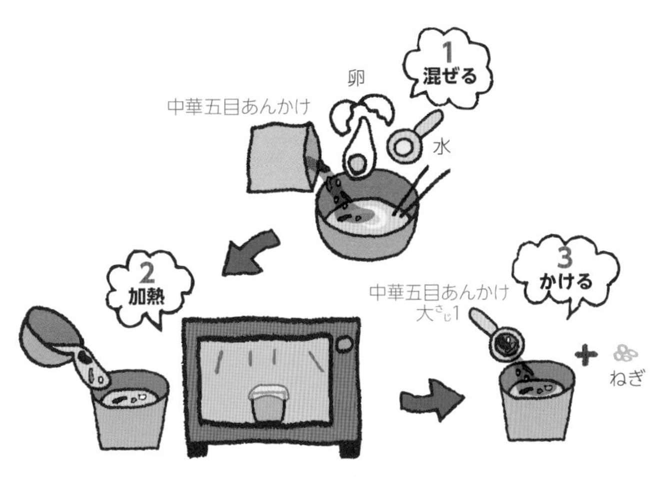


**ポイント**

- 卵1個分のたんぱく質を補います。
- とりおいたあんを仕上げにかけることで見た目が華やかになります。

歯ぐきでつぶせるやわらかさのカレーうどん。カレーの色と香りが食欲を刺激します。

＼カレーの香りと三つ葉が食欲をそそる／

# 厚揚げのカレーあんかけ

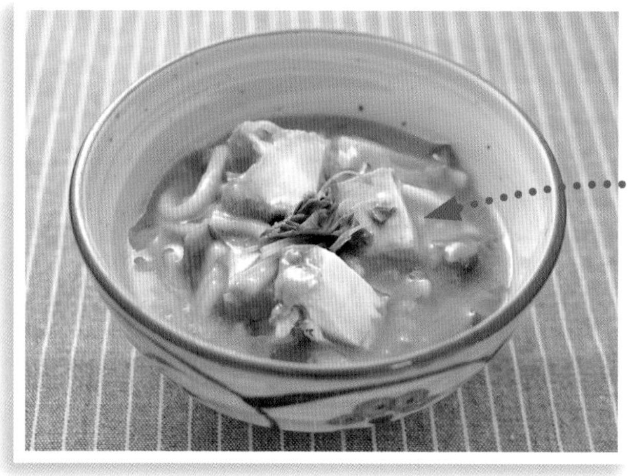

使用器具

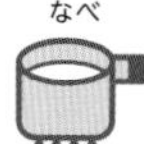


温め方は62ページ参照

257kcal

たんぱく質 10.4g

食塩相当量 1.9g

使用商品

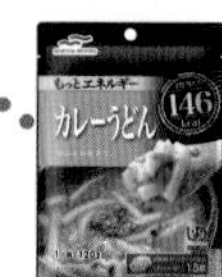


カレーうどん（レトルト介護食品）

**材料　1人分**

カレーうどん（レトルト介護食品）……1袋

厚揚げ……70g（⅓枚）

三つ葉（ゆでて1㎝長さに切る）……5g

**作り方**

1 厚揚げはゆでて水けをふき、一口大に切り、器に盛る。

2 カレーうどんを袋に記載してある通りの方法で温めて1にかけ、三つ葉を散らす。

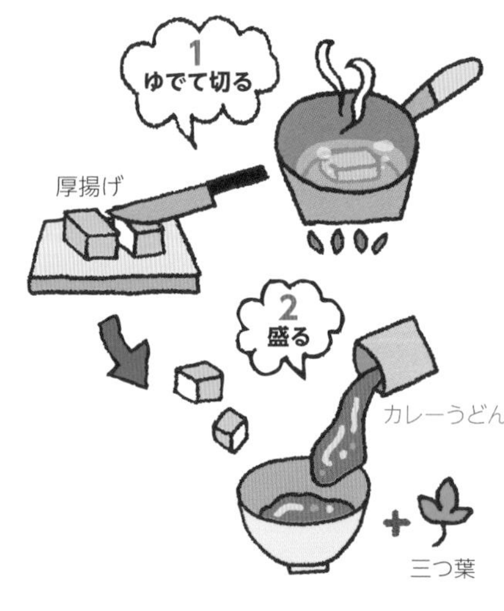


ポイント

- 大豆加工品の厚揚げでたんぱく質を補います。
- しょうがのせん切りやすりおろし（チューブ入りでOK）を加えてもおいしくいただけます。

## でき上がりにひと手間でらくらく やわらかいごはんの作り方

噛む力が極端に弱まっていなければ、おかゆではなくやわらかいごはんで充分です。普通に炊いたごはんに水をふりかけ、電子レンジでやわらかくすれば、お米からやわらかいごはんを炊くよりもずっと簡単です。

**作り方**

1 茶わんにごはんを盛り、水大さじ1をふりかける。
2 ラップをかけ、電子レンジで1～2分温める。
3 ごはんをかき混ぜる。
4 再びラップをかけ、数分おいて蒸らす。

1 水をかける
2 加熱
3 混ぜる
4 蒸らす

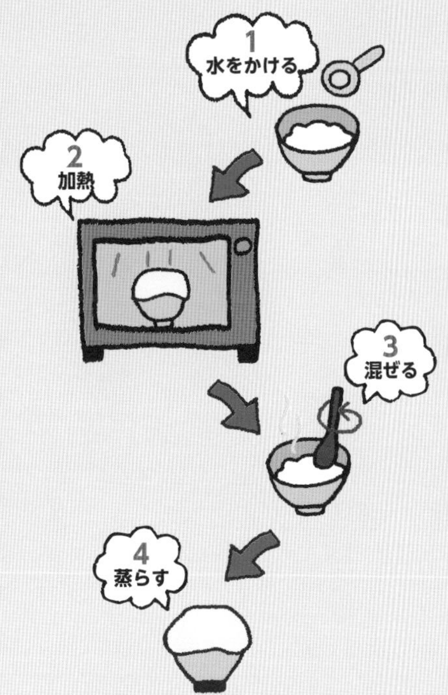

### 病気などが原因で食が細くなったときは

病気などが原因で食欲が低下したときには、少量で効率よくエネルギーを摂取できる「パワーライス」を使ってみる手もあります。素早く分解され、エネルギーになりやすいMCT（中鎖脂肪酸油）が配合されていて、100gあたりのカロリーは112kcal。一般的なレトルト介護食品のおかゆのカロリーは100gあたり50～60kcalなので、約2倍のカロリーがとれます。

パワーライス
134

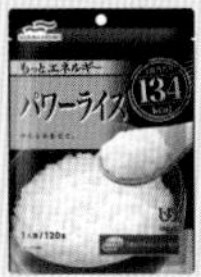

参考商品
パワーライス（マルハニチロ）
1袋120g　134kcal
舌でつぶせるやわらかさ
※68ページ：サンマずしに使用

＼たれの甘辛い味とサンマの香ばしさで食が進みます／

# サンマずし

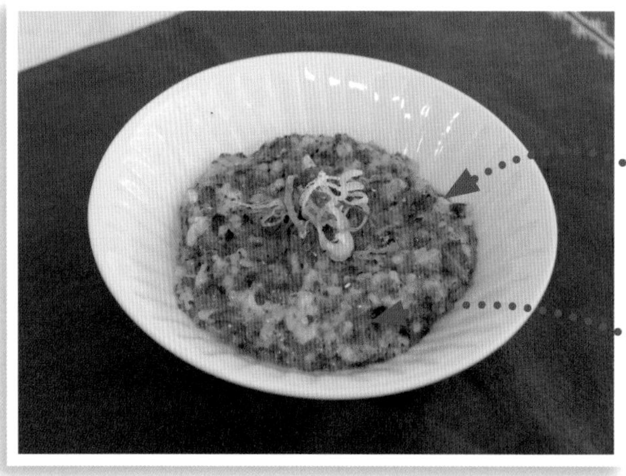

使用器具

なべ

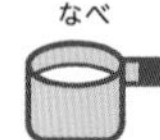
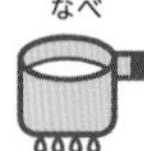

温め方は
62 ページ参照

267kcal

たんぱく質 10.2g

食塩相当量 1.7g

使用商品

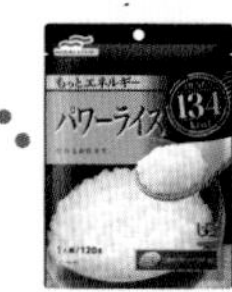

やわらかいごはん（レトルト介護食品）

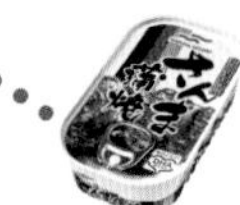

サンマかば焼き缶

やわらかいごはんは飲み込みを助けるつなぎ役です。おかずを混ぜてごはんといっしょに食べます。

**材料　1 人分**

やわらかいごはん
（レトルト介護食品）……1 袋

サンマかば焼き缶……½缶

すし酢（市販品）……大さじ 1

しょうがのすりおろし
……小さじ 1

小ねぎ……適量

**作り方**

**1** サンマは大きな骨を除いて、食べやすい大きさに刻む。

**2** 袋に記載してある通りの方法で温めたごはんにすし酢、しょうがのすりおろし、**1** を加えて混ぜ、器に盛る。小ねぎを散らす。

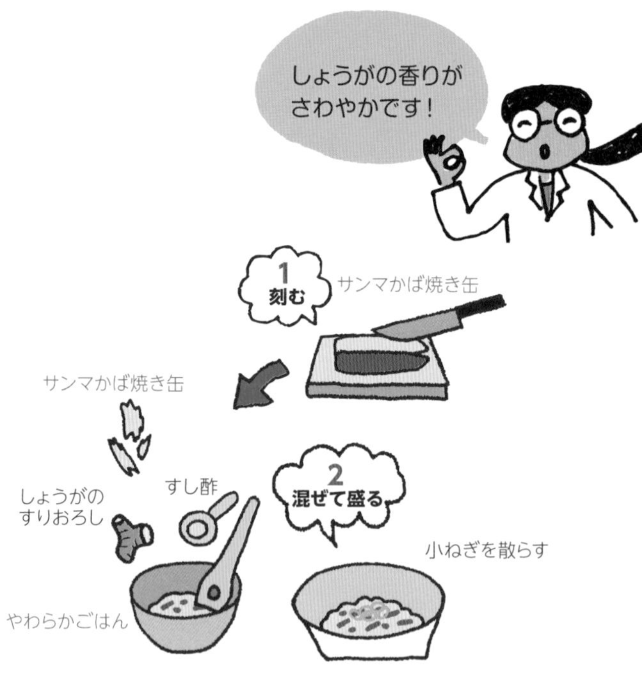


**ポイント**

● しょうがのすりおろしは市販のチューブ入りを使っても。

● 市販の厚焼き卵を薄切りにしてのせると、彩りがよくなってたんぱく質も増量できます。

やわらかいエビグラタンはおかずにかけたり、パンに塗ったりするアレンジもできます。

＼厚焼き卵と合わせて彩りよく／

# 厚焼き卵のエビグラタンがけ

使用器具

電子レンジ

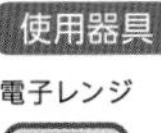
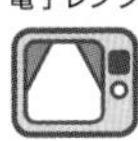

| 152kcal |
|---|
| たんぱく質 7.0g |
| 食塩相当量 1.0g |

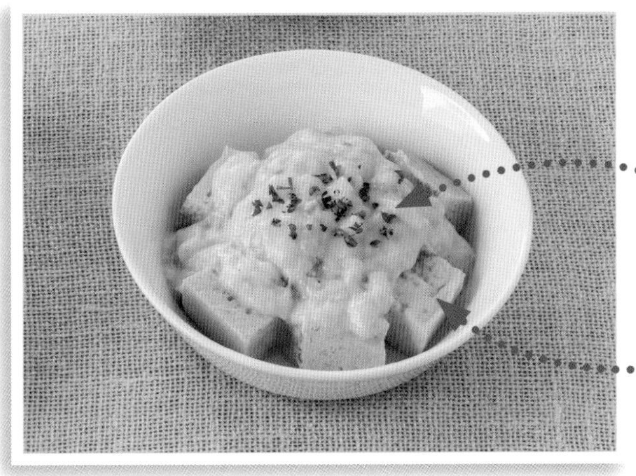

使用商品

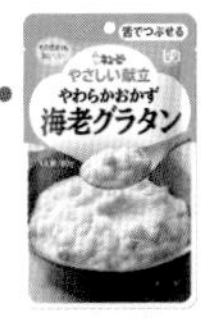


エビグラタン
（レトルト介護食品）

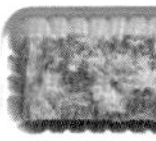

厚焼き卵

**材料　1人分**

エビグラタン
（レトルト介護食品）……1袋
厚焼き卵（市販品）……50g
パセリ……適量

**作り方**

1 厚焼き卵は食べやすい大きさに切り、耐熱皿にのせ、エビグラタンをかける。

2 ラップをかけて電子レンジ（500W）で20秒ほど加熱し、あればパセリをふる。

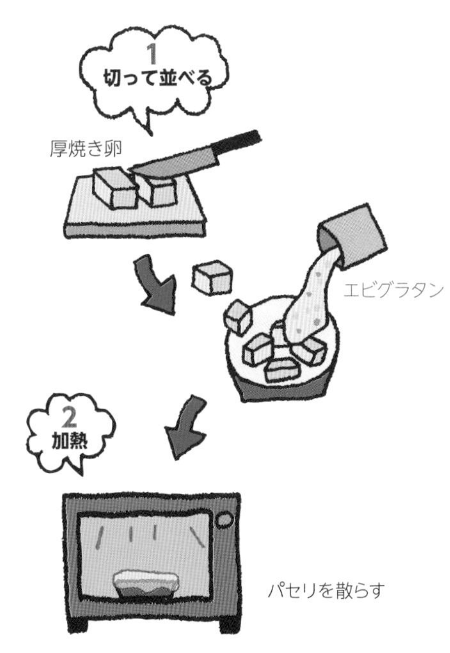


**ポイント**

- 市販の厚焼き卵からたんぱく質が補えます。
- エビグラタンが厚焼き卵をまとめてくれて、飲み込みやすくなります。

訪問栄養ノート
ケース3

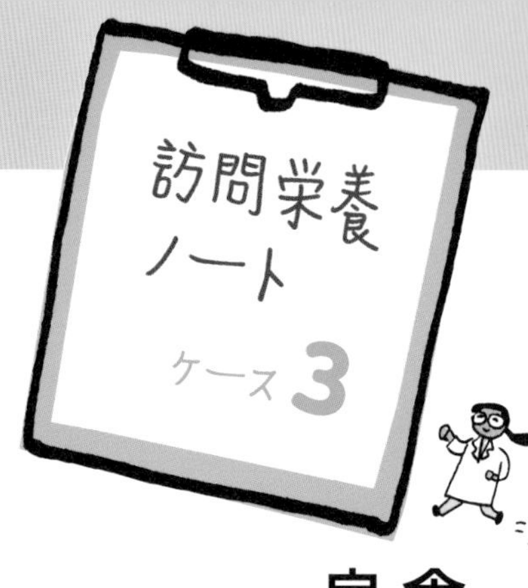

# 食事の支度を簡単にするくふうを伝え、良子さんの介護負担を軽減

夫の紀雄さん（83）は寝たきりで、摂食嚥下障害と糖尿病を持つ。息子さん夫婦、孫とともに暮らす。おもな介護者である良子さん（69）は片耳が聞こえず、介護スタッフとのコミュニケーションがなかなかとれない。

はじめは心を閉ざしていた良子さん。
カチーン
ああ…凍ってる…
誤解のないコミュニケーションを心がけ、プランを提案すると…
連絡ノート
スマイルケア食
肉じゃが
たんぱく質を多く…
甘い物は少しだけ
MILK
先生！紀雄さんの検査値が、よくなったんですー！
ワー！よかったですー！
ああ…良子さんがこんなに心を開いてくれている…
じ〜〜ん
とってもうれしい瞬間でした。

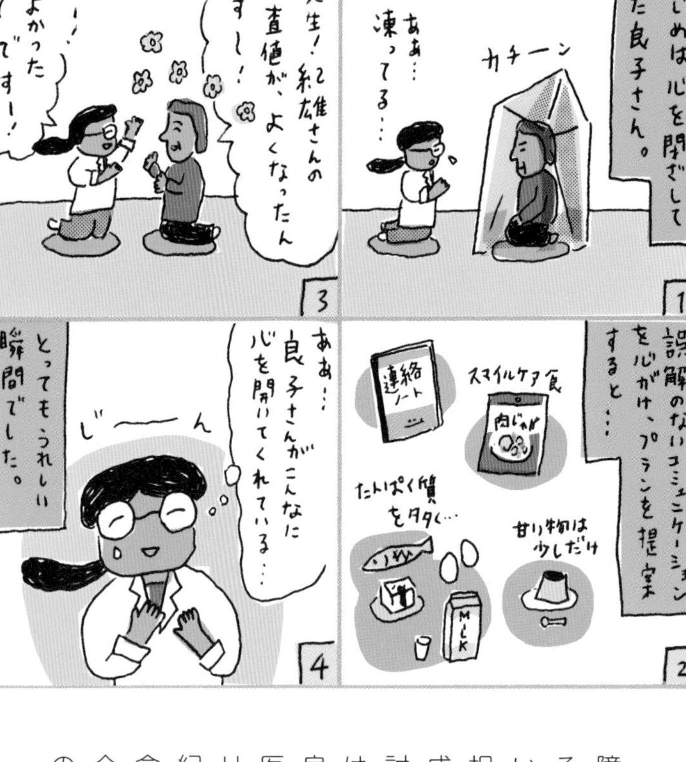

ある日、「寝たきりで摂食嚥下障害のある糖尿病患者さんのところに栄養指導に行ってほしい」という依頼がありました。サービス担当者会議（ケアマネジャーが作成した「介護の計画」の内容を検討する会議）の日、患者さん宅には、ご本人の紀雄さん、奥さんの良子さんのほかに、主治医、歯科医師、訪問看護師、訪問リハビリ（理学療法士）が集まりました。紀雄さん宅は息子さん夫婦と孫も含めて5人家族でしたが、おもな介護者は左耳の聞こえない奥さんの良子さんです。

良子さんは介護疲れで体調をくずしやすく、通院もしていて、体力的にしんどい状況でした。しかし、以前に紀雄さんが入院したさいに大きな床ずれ（褥瘡）ができたことで、病院、医療機関のスタッフに対して不信感をいだいており、訪問介護でホームヘルパーが紀雄さんの身体介護を行なうというプランも、受け入れることができませんでした。また左耳が聞こえないことから、人とコミュニケーションがなかなかとれず、イライラしてきげんが悪いことが多くあったのです。

## なぜ甘いものを食べさせるの？

サービス担当者会議で問題となったのは、「紀雄さんに合った食事形態がわからない」ことと、「糖尿病で血糖値が高いのに、良子さんが甘いものばかり食べさせ

てしまう」ことでした。

まずは良子さんと誤解のないようコミュニケーションをとることを心がけました。糖尿病の紀雄さんになぜ甘いものを食べさせるのか聞いてみると、「なにを食べても表情が変わらない夫が、甘いものを食べるとうれしそうに笑ってくれるのが見たくて……」と。そこで、1食に1品、少量の甘いものを食べてよいことにしました。それ以外は、たんぱく質が多い肉や魚、大豆製品、乳製品、卵をとることを心がけてもらうようにしました。

## 小さく切って煮ることと介護食品で負担軽減

同時に、紀雄さんに合った食事形態を知るために嚥下評価（飲食物の飲み込みの状態をチェックするテスト）を行ない、主食はおかゆに、おかずは舌でつぶせるやわらかさに、とろみは薄くつける、と決まりました。しかし良子さんは、この食事形態がうまく作れません。そこで調理指導では、良子さんの食事を基に、紀雄さん用にさらに煮て小さく切ることと、介護食品の利用もすすめました。

良子さんは、食事の用意が簡単になり、紀雄さんの栄養状態がよくなって糖尿病の検査値が改善したことから、しだいに私に心を開いてくれるようになりました。

## 連絡ノートが多職種とのかけ橋に

さらに良子さんが理解しやすいように、さまざまな職種のスタッフが訪問時にどんなサービスを行なったのかを連絡ノートに記載するようにしました。良子さんも主治医や訪問看護師に、わからないことを連絡ノートで質問するようになりました。すると、良子さんは誤解なくさまざまな職種と接することができるようになったのです。そして、だんだん紀雄さんの身体介護や食事の買い物をホームヘルパーに任せることができるようになり、良子さんの介護負担はずいぶん軽減されました。

良子さんのような家族構成でも、ほかの家族が日中は家におらず、介護に協力できない場合は、介護負担が1人にのしかかり、すべてをかかえ込んでしまいます。最悪の場合、良子さんは介護負担が過重になって倒れてしまうでしょう。

介護者になんらかの困難があったり要支援の状態だったりすれば、在宅での多職種連携は特に重要になります。介護者の介護負担が大きく、支えきれなくなっていないかを皆で見守り、問題が生じた場合はケアマネジャーに報告します。

特に管理栄養士は、介護者である家族に、できるだけ負担の少ない食事の作り方を考案して説明します。具体的には家族が食べるものを中心に、介護食品、冷凍食品、レトルト食品、スーパーの総菜も活用したメニュー提案を行なうよう心がけています。

# おうちごはんと栄養の相談室

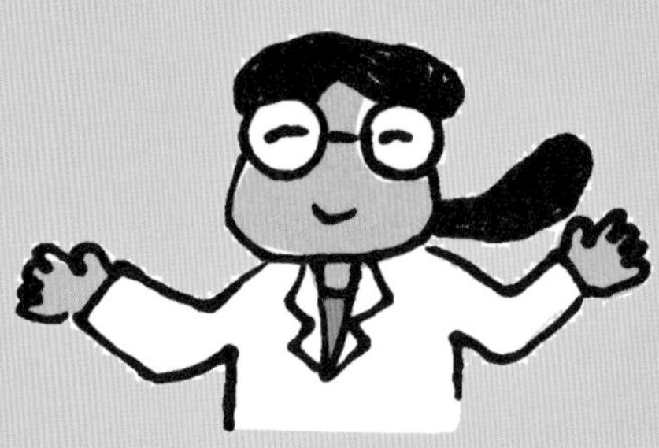

在宅訪問栄養指導のパイオニアである中村育子さんのもとには、在宅で暮らす高齢のかたをはじめ、家族やケアマネジャー、ホームヘルパー、栄養士など、さまざまな立場の人からの相談が寄せられます。よくある相談内容をご紹介いただきました。

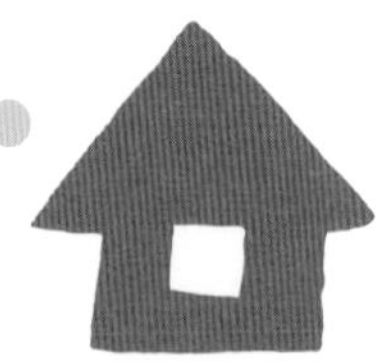

## Q1

60歳代の妻の看病と、
90歳代の母親の介護が同時に。
料理は妻に頼ってきたので
途方にくれています。
どうしたらいいでしょうか？

## A1

市販品を
積極的にとり入れ、
食事の支度に
慣れていきましょう。

介護に不慣れな男性が食事だけでなく、家事のいっさいを担うのはとてもたいへんなことです。いきなりすべてを完璧にこなそうとすると追い詰められてしまいます。

ケアマネジャーとよく相談して、介護保険制度のサービスを活用し、少しでも介護者の負担を減らすことを考えましょう。

料理は全部手作りしようとは考えず、市販の便利な食品をとり入れましょう。

冷凍食品、レトルト食品、総菜、缶詰などを積極的に使い、簡単なものでいいので食事の支度に慣れていきましょう。がんばりすぎず、体調をくずさないようにすることが暮らしを守る土台になります。たまには喫茶店でコーヒーでも飲んでリフレッシュしましょう。

## Q2 ひとり暮らしになったら、食事の支度がめんどうで……。

## A2 栄養のあるものを食べて自分の健康は自分で守りましょう。

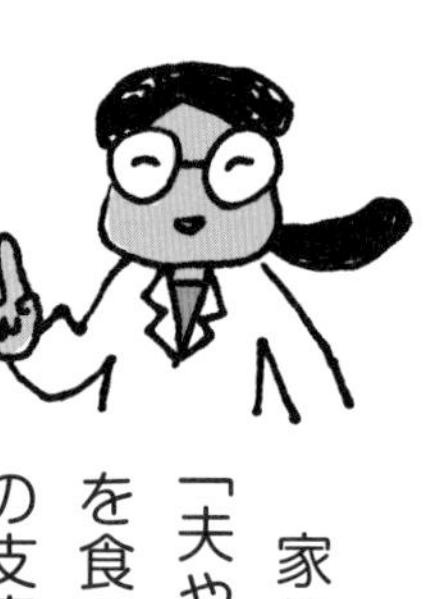

家族と暮らしていたときは「夫や子どもに栄養のあるものを食べさせなくちゃ」と、食事の支度に奮闘していたと思います。ひとりだとついめんどうになり、同じようなものばかり続けて食べたり、主食だけでおかずがなかったり、食事がおろそかになりがちですよね。

食事量が少なくなると体力や気力が低下し、だんだんと近所のスーパーへ行くことさえしんどくなってしまい、買い物の量も減るなど悪循環をきたします。住みなれた自宅で暮らし続けるためにも、自分で自分に栄養のあるものを食べさせてあげることがたいせつです。その積み重ねが、元気で長生きすることにつながります。

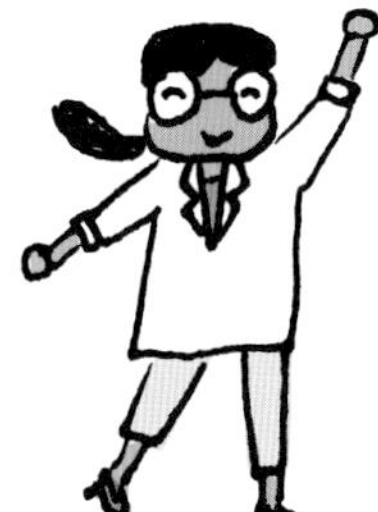

コラム

# ☑ 食事内容のセルフチェック

このチェック表を参考に、毎日できるだけ
いろいろな食品を食べましょう。
今日食べなかったものは明日食べるように心がけましょう。
この表をコピーして冷蔵庫にはっておくといいですよ。

## 10の食品群チェック表

| | |
|---|---|
| □ 肉 | 牛肉、豚肉、鶏肉、ハム・ウインナーソーセージなど 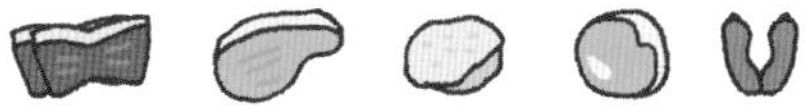 |
| □ 魚介類 | 魚、貝、イカ、干物、缶詰、練り製品など 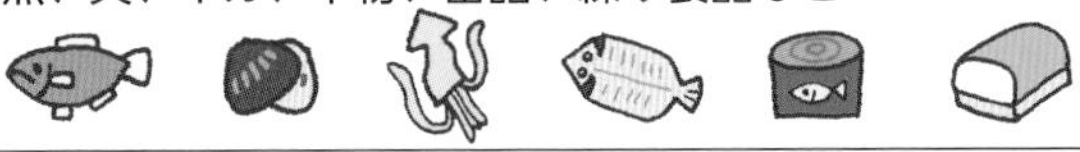 |
| □ 卵 | 鶏卵、うずらの卵など 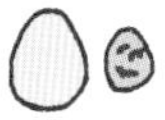 |
| □ 大豆・大豆製品 | 豆腐、枝豆、納豆、きな粉、豆乳など 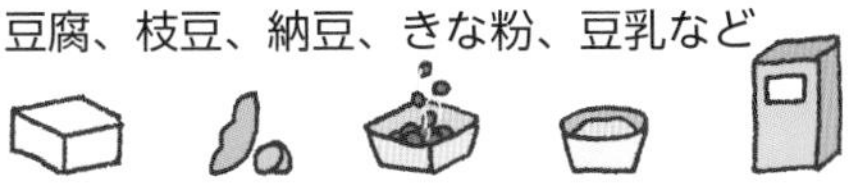 |
| □ 牛乳・乳製品 | 牛乳、乳製品、チーズ、ヨーグルトなど 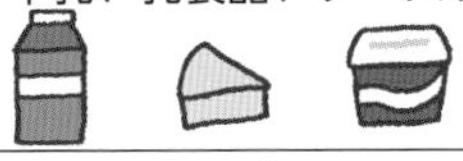 |
| □ 緑黄色野菜 | にんじん、ブロッコリー、ほうれん草など 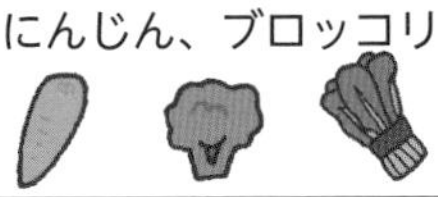 |
| □ 海藻類 | わかめ、のり、ひじき、めかぶ、もずくなど 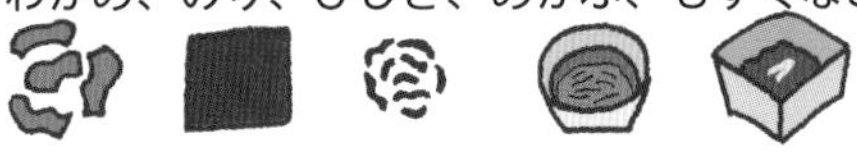 |
| □ 芋類 | じゃが芋、さつま芋、里芋など 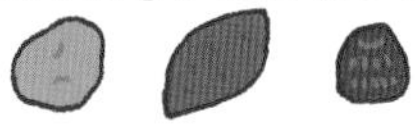 |
| □ 果物 | りんご、みかん、バナナ、キウイフルーツ、ブルーベリーなど 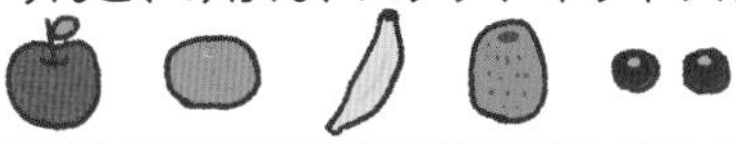 |
| □ 油を使った料理 | 油、バター、マヨネーズなど 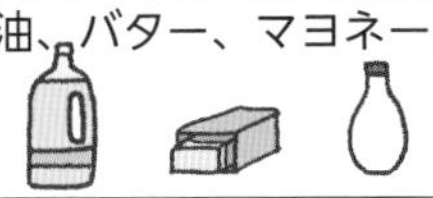 |

1週間ほどチェックしてみると、不足しがちな食品群など、自分の食事のパターンが見えてきます。毎食、ごはん・パン・めん類などの主食がとれているかも確認しましょう。

※慢性の病気がある人は、医師の指示に従ってください。

## Q3

以前のように、きれいなせん切りができなくなり、自信をなくしてしまいました。

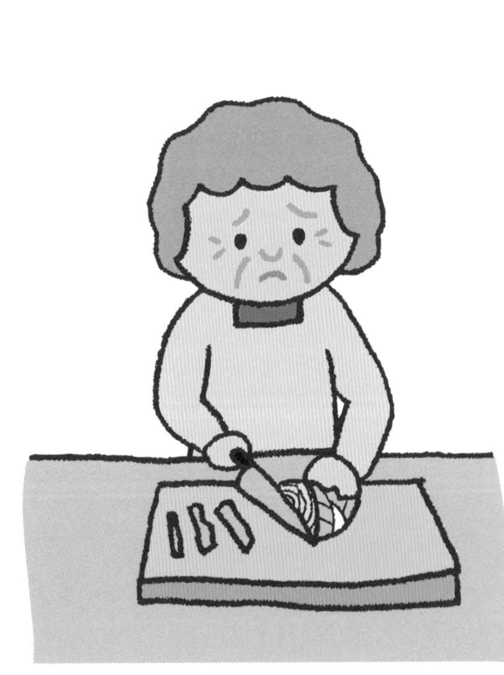

## A3

せん切りでも細切りでも、食べれば栄養は同じです！

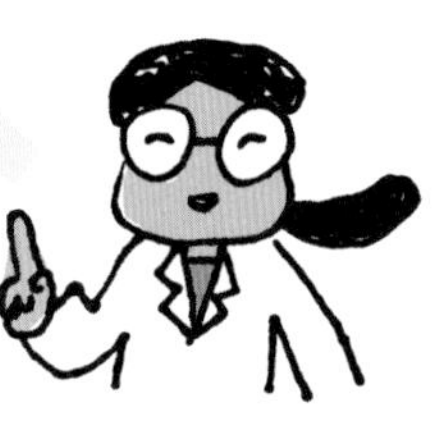

高齢のかたから、手のふるえやしびれで包丁がうまく使えなくなってしまったという悩みは、わりとよく聞きます。

以前の自分と比較して、せん切りができなくなったと、落ち込んでしまう気持ちもわかりますが、せん切りでも細切りでも食べれば栄養は同じと受け止められたらいいですね。自分に完璧を求め過ぎないで、変化をおおらかにとらえましょう。

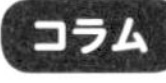


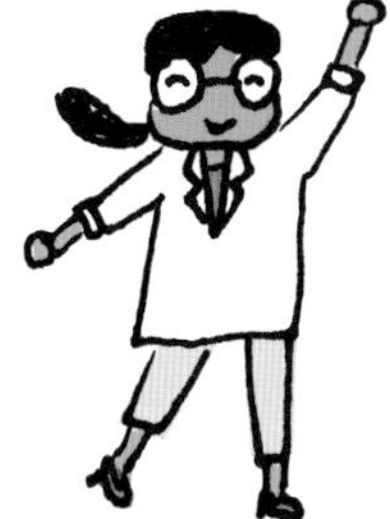

# らくらく調理に役立つ お助けキッチングッズ

包丁がうまく使えなくてもキッチンばさみで切ればいいのです。介護予防の料理教室でも、包丁とキッチンばさみを出しておき、どちらか使いやすいほうで切ってもらっています。

## キッチンばさみで小さく切りやすい食材の例

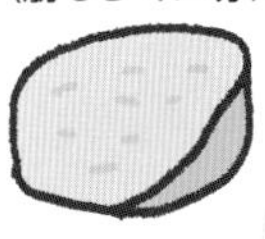


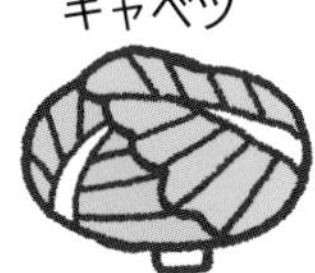


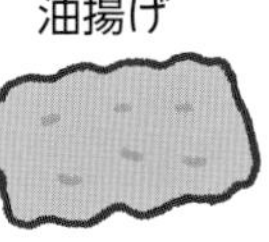


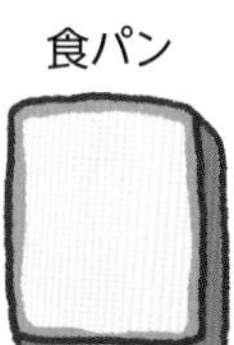


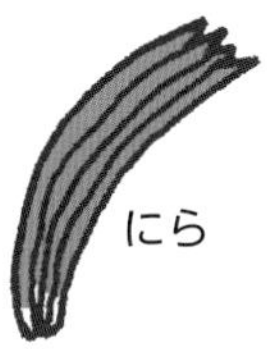


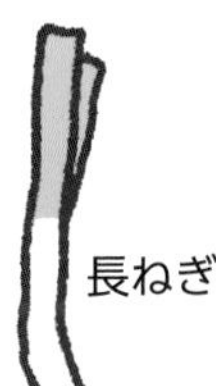


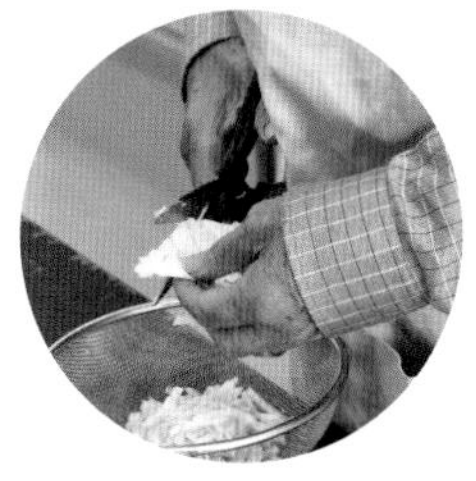

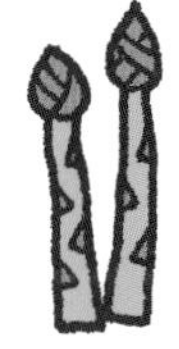


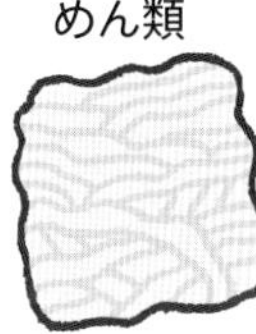


## お助けキッチングッズ

切る・煮る・なめらかにするのを助けるキッチングッズです。できるだけ元気なうちに試して慣れておきましょう。

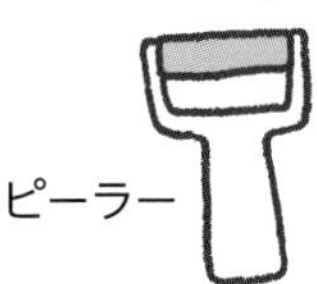


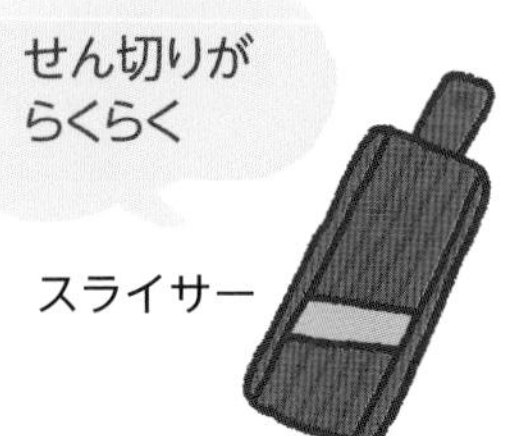


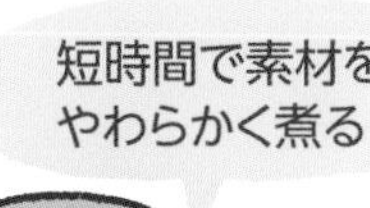


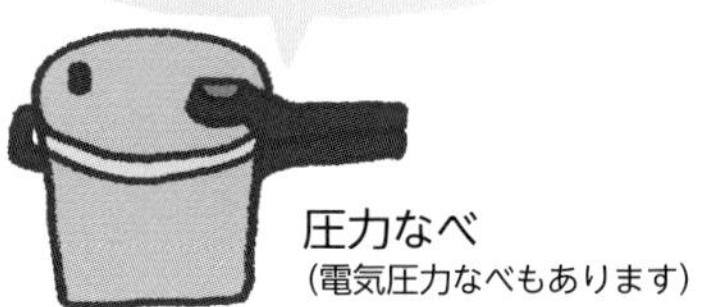


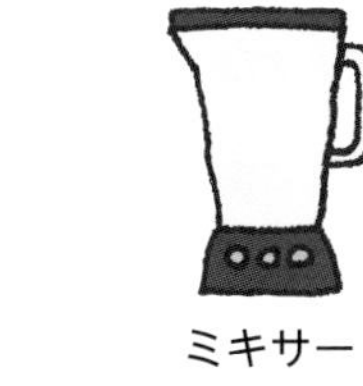


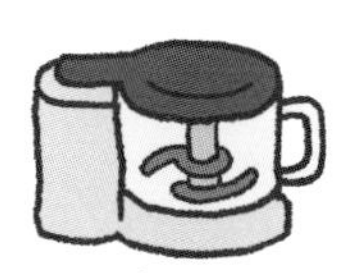


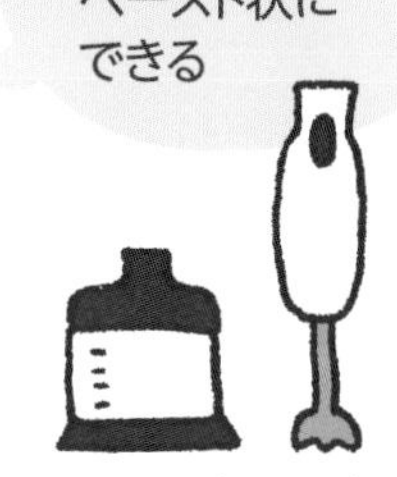


**家族・介護者のかたへ**

**新しいキッチングッズは親といっしょに使って試す**

高齢になると新しいキッチングッズの使い方を理解することがめんどうになりがちです。どんなに便利なグッズでも贈っただけではなかなか使ってもらえません。できれば何度かいっしょに調理して、使い方を確かめ、慣れてもらうのが最善です。

## Q4 母の介護中です。冷凍食品や加工品を使うのは気が引けます。

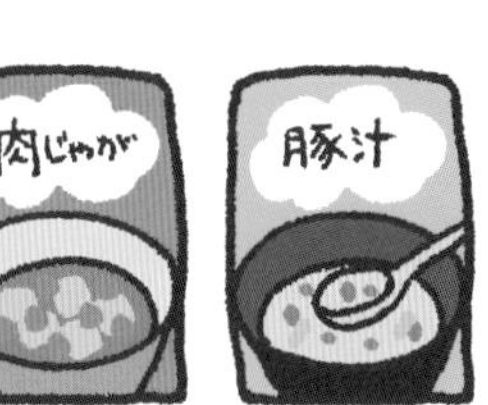

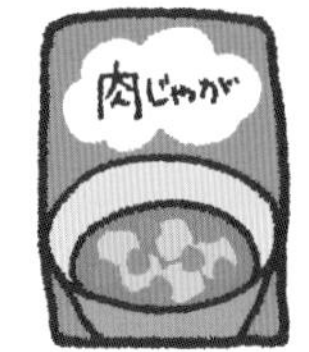


## A4 市販品を使うのは手抜きではないですよ。気持ちにゆとりが生まれます。

高齢のかたの中には、冷凍食品や加工品を使うことに罪悪感を持つ人も少なくありません。がんばって手作りしても、療養中のお母様は、体調によって食べたいものがクルクル変わります。せっかく作ったのに「食べたくない」「おいしくない」と言われると、つらいですよね。

介護される側も、家族が疲れて会話もできなくなるような状況は望んでいません。疲れきった家族の顔を見るのはつらいことです。迷惑をかけているのではないかと落ち込んでしまい、お母様の食欲に影響が出ることもあります。

市販品を使うことは、けっして手抜きではありません。時間と気持ちにゆとりが持てると、自然に会話も笑顔も増えてきますよ。

## Q5
健康のために
野菜をたっぷり食べています。
体にいいですよね？

## A5
野菜だけでなく、
肉や魚、油脂も
とりましょう。

野菜をたっぷり食べて、塩を控えて、油も控える……。健康のためにとり組んできたのだと思います。ところが、健康のために気をつけたいのは生活習慣病予防ばかりではありませんよね。肉や魚をしっかりとらないとたんぱく質が不足します。適度な油脂はエネルギー確保や便秘を防ぐためにも必要です。過度な制約は、高齢者にはよくない場合も。肉や魚、油脂もしっかりとりましょう！

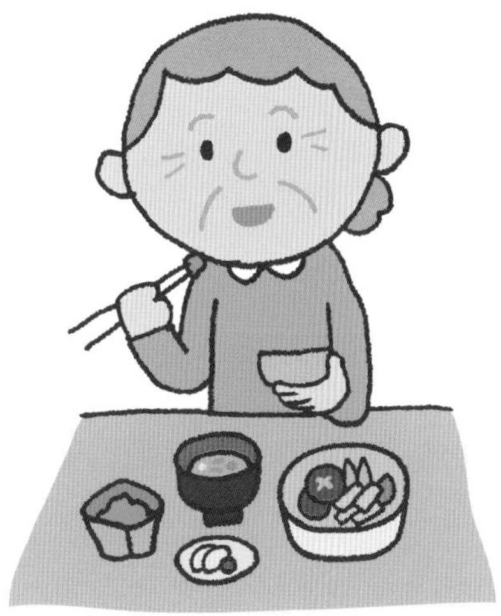

家族・介護者のかたへ

### 「○○は体にいい」は、ほどほどに

テレビや雑誌の健康情報で「○○は体にいい」という言葉をよく耳にします。たとえば「オリーブ油は体にいい」と聞いて、いろんな料理にかけている人がいますが、カロリーのとり過ぎになります。食べ物や健康食品は薬ではないので、「がんが治る」など過大な効果をうたっている情報は信じないことです。

## Q6 食欲がないと言って、ごはんを食べません。

## A6 食べられそうなものを口にすることを優先します。

高齢のかたの食欲不振にはさまざまな原因があります。食欲低下の影響でどのくらい体重減少があるのか、少なくとも月1回は体重を計測しましょう。

①6か月間に2～3kgの体重減少がある

②1～6か月間の体重減少率が3％以上

いずれかに当てはまる場合は、必要なエネルギーやたんぱく質が不足している可能性があります。無理やり食べさせると食事が苦痛になるので、食べられそうなものを少量でもいいので口にすることを優先します。食事量の不足は脱水を招きます。ココア、甘酒、ヤクルト、カルピス、牛乳、みそ汁、スープなどからも水分を補いましょう。

家族・介護者のかたへ

### 味の記憶が深く刻まれているあんこ

病気などの影響で食欲がないときも、あんこやあんぱんならおいしく感じられるという人が大勢いらっしゃいます。味の記憶が深く刻まれているからでしょうか。高齢のかたにはつぶあんより、なめらかなこしあんがおすすめ。ブルーベリーあんもお試しください（39ページ）。

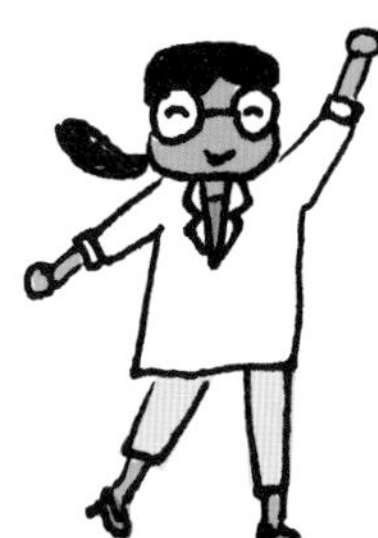

コラム

# 食品の種類を変えて不足しがちなエネルギーを補う

食事量が少ない場合、食品の種類を変えてみましょう。
たとえば、朝食のパンをいつもの食パンではなく、
カロリーが圧倒的に高くて食べやすいクロワッサンにかえます。
ごはんなら油でいためたチャーハンにしてみます。

## 食品の種類を変える例

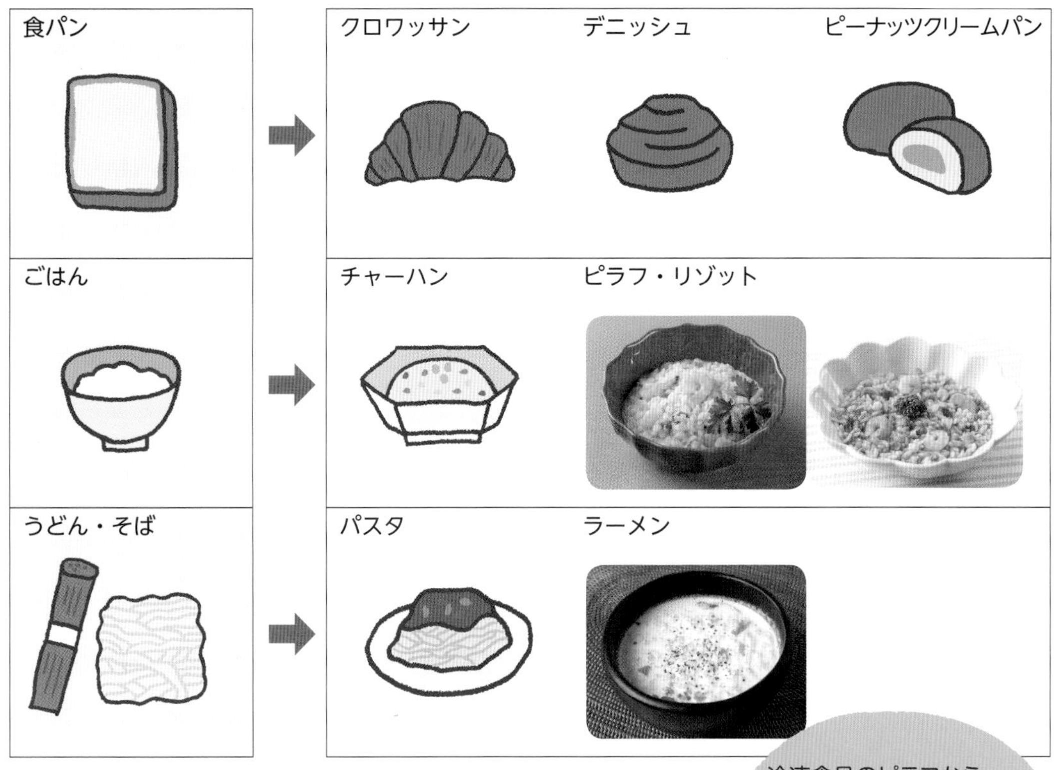


冷凍食品のピラフから作るリゾット(37 ページ)や、ミルクラーメン(55 ページ)も参考にしてください。

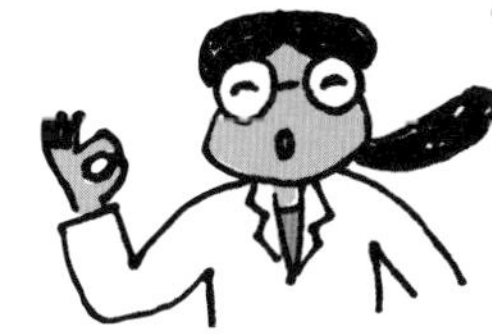

家族・ホームヘルパーのかたへ

### 味みのたいせつさ

在宅高齢者の食事づくりを支援するときは、できるだけ本人に味みをしてもらいましょう。「自分で味を決めた」という満足感を持ってもらえるので、「どのような味の料理かよくわからない」などと言って残すことが少なくなります。

## Q7

親のごはんは朝ゆっくりで1日2食。食が細くなってきたのに、このままでいいのか心配です。

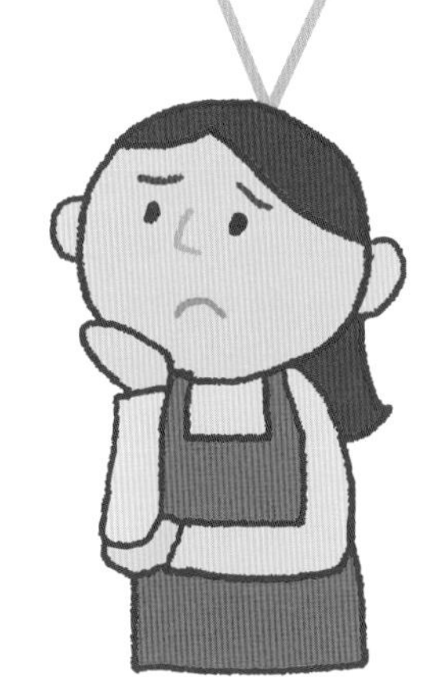

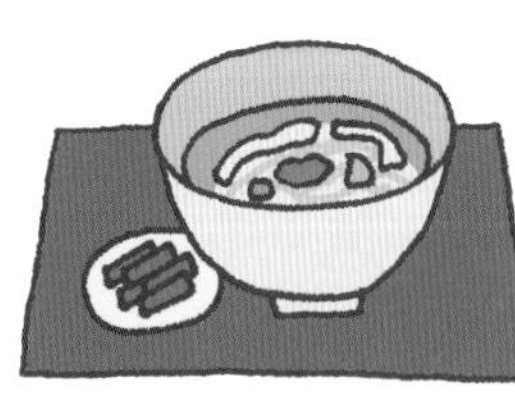

## A7

おやつの時間に栄養補給しましょう。

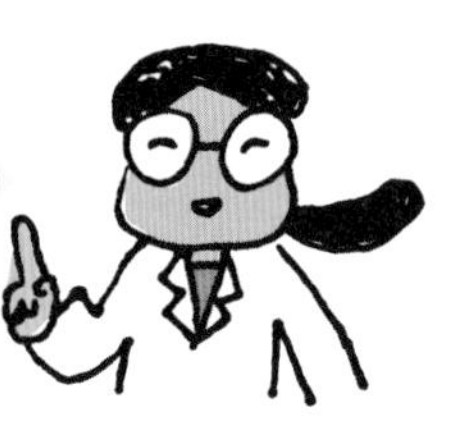

朝ゆっくり起きて昼前に食事をとり、日中家でテレビを観て過ごし、夕食という生活だとあまりお腹がすきませんよね。2食のままでいいですよ。ただ、食事の回数が少なくなると、どうしてもエネルギーやたんぱく質が不足しがちです。

午後3時ごろか、午後9時ごろに足りない栄養を少しずつ補う「おやつ」をとりましょう（83ページ）。

コラム

# 1日2食の人のおやつの時間

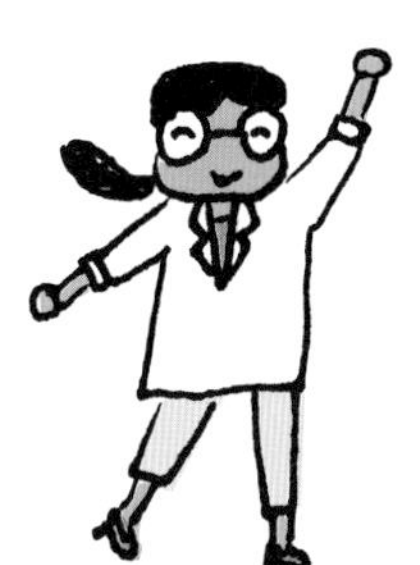

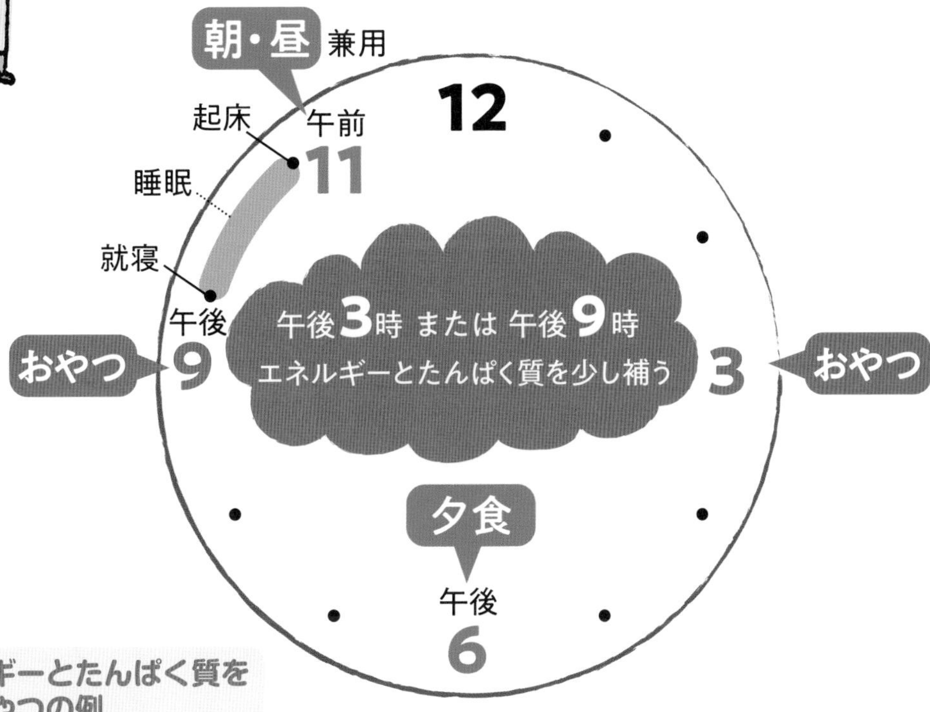


## エネルギーとたんぱく質を補うおやつの例

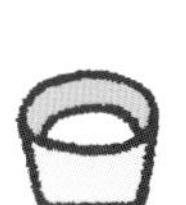
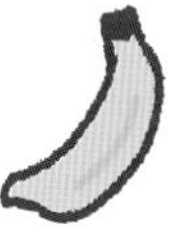

ヨーグルト＋バナナ

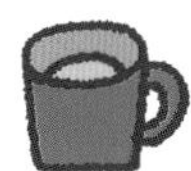

ミルクティー＋
バナナ入り蒸しパン

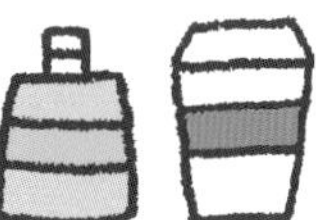

ドリンクやゼリータイプの
栄養補助食品

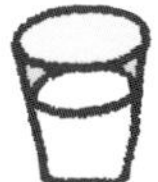
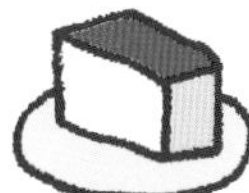

牛乳＋カステラ

ウインナーソーセージや
チーズ入り蒸しパン

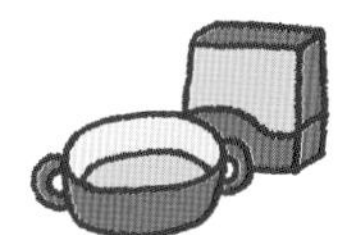

たんぱく質が強化された
ポタージュ

家族・ケアマネジャーへ

### ケアプランの変更で1日3食とれる人も

ヘルパーさんが来るまで、何も食べずにじっと待っていて1日2食になってしまうという人も。介護保険を受けている家族は、ケアマネジャーに相談して、ケアプランを変更し、訪問時間を早めてもらうことで、1日3回食事がとれるようになるかたもいます。

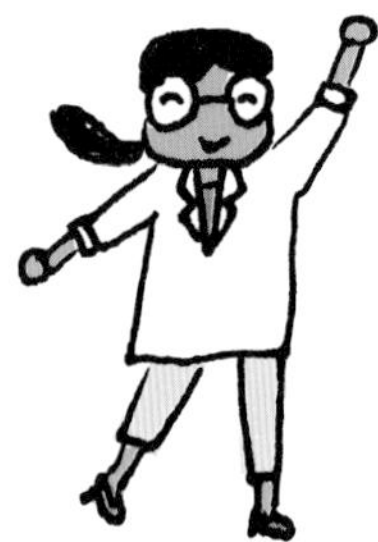

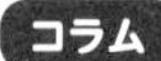


# アイデアおやつで栄養と水分を補給する

食が細くなったときの栄養補給や水分補給に使えるのが、
「ドリンクタイプの栄養補助食品」や
「たんぱく質が強化されたポタージュ」です。
まんじゅうや甘酒などと組み合わせると、
甘いおやつにアレンジできます。

若いころと好みが変わるので
いろいろ試してみましょう

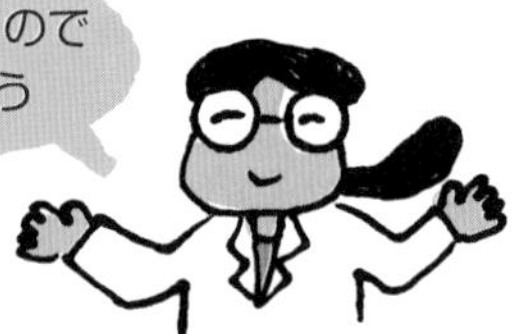

薄皮まんじゅう　＋　たんぱく質が強化された粉末ポタージュ

## まんじゅうで簡単しるこ

（またはもなか・きんつば）

**作り方**

おわんに「たんぱく質が強化された粉末ポタージュ」½袋と薄皮まんじゅう½個を入れ、湯60㎖を注ぎ入れ、まんじゅうをくずしながら混ぜ合わせる。

176kcal
たんぱく質 6.8g
食塩相当量 0.6g

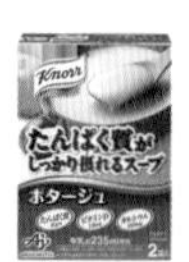

たんぱく質が強化された粉末ポタージュ

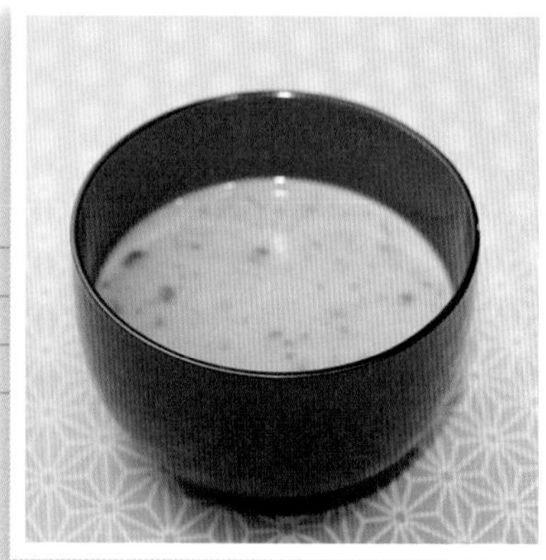

甘酒　＋　飲む栄養補助食品

## バニラ甘酒シャーベット

**作り方**

冷凍用保存袋に飲む栄養補助食品（バニラ味）1本、甘酒50gを流し入れ、好みで砂糖少量を加える。冷凍庫で冷やしかため、袋の上から砕いてシャーベット状にする。

※甘酒は市販の２倍希釈タイプ。

281kcal
たんぱく質 9.7g
食塩相当量 0.4g

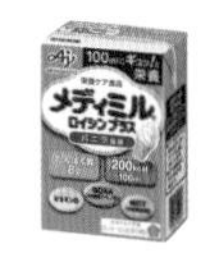

飲む栄養補助食品
（飲みきりサイズ 100ml）

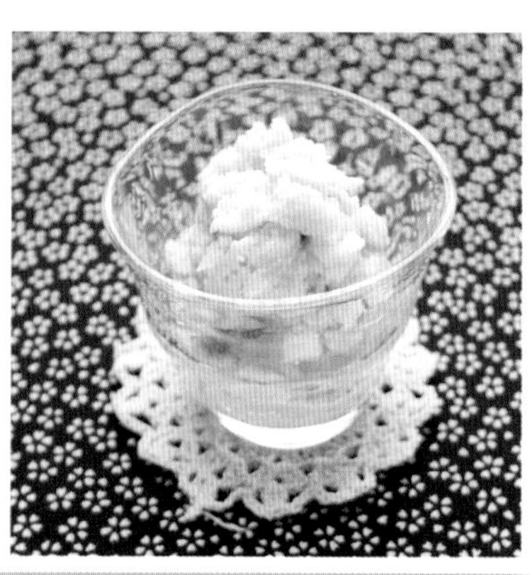

## Q8 どんどん太っていますが、やせていないので健康ですよね？

## A8 肥満は問題です。生活習慣を見直しましょう。

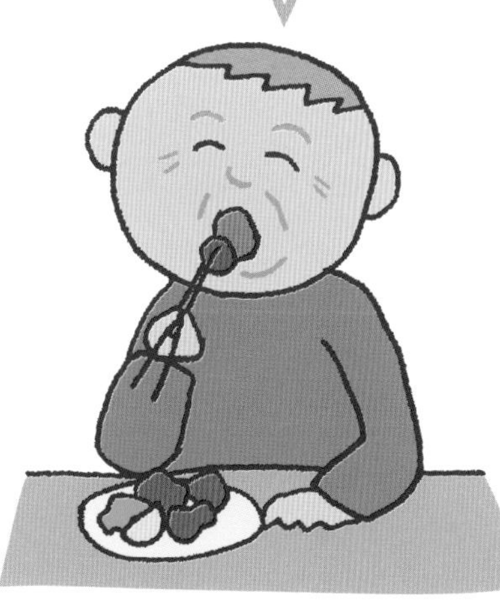

「やせていない＝健康」という認識で太っていることを問題視していないかたも多くいます。体重が増えると生活習慣病の合併症が出てきますよ。

「10年前に食生活を改善しておけばよかった！」と後悔しないように、食事以外の楽しみを見つけ、自分の健康は自分で守るという意識を養うことです。生活習慣を見直し、適正体重に近づけるように減量しましょう。

家族・介護者のかたへ

### ストレスからたくさん食べてしまう場合も

配偶者の死、転居、娘や息子の結婚などのストレスから食べて心のすき間を埋めようとするかたも少なくありません。

特に女性は「夜、ひとりでいるのがさみしい」とよく言います。私のクリニックがある足立区では、自宅から持ち寄った夕食を住区センターで食べる「住区de団らん事業」が実施されています。孤食に寄り添ういろいろなとり組みが広がることを期待します。

## Q9

食事に以前より時間がかかり、むせることも。そういうものですよね？

## A9

高齢だから食べ物や水分でむせるのはあたりまえと思わず、よく観察してみましょう。

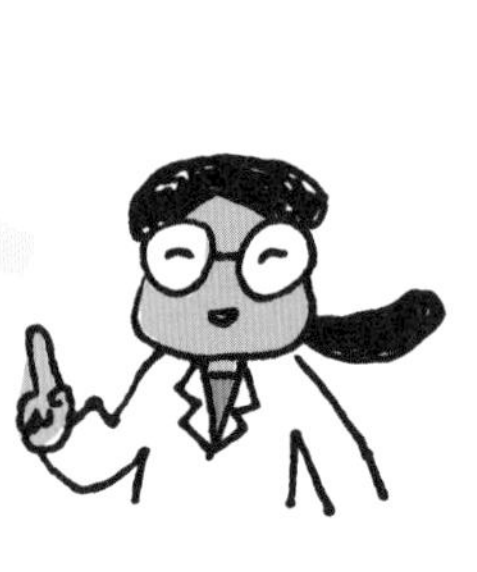

飲み込みが悪くなっていても、自分から「食事が食べにくい、飲み込みにくい」と訴える人は少ないものです。食事に時間がかかってしまうのは、嚙む力や飲み込む力に変化が生じているサインかもしれません。まずは、食事の様子をよく観察してみましょう。ちょっとした調理のくふうで食事がスムーズにできることもありますので、10〜17ページも参考にしてください。

コラム

# ☑ 噛む・飲み込む力のチェック

☐ 食べ終わるまでに１時間以上かかる。

☐ 肉や魚を残しがちだ。

☐ 食パンの耳を残す。

☐ 食事中にむせやすくなっている。

１つでもチェックがついたら、噛む力、飲み込む力が衰えているサインです。

・肉や魚は加熱でかたくなるので嫌がる場合があります。
・食パンの耳もかたく感じ、やわらかい白いところだけ食べて耳を残すことがあります。
・水や汁物で、むせ込む場合は、誤嚥(ごえん)している可能性があります。誤嚥(ごえん)とは、食べ物や飲み物、だ液が食道ではなく、間違って気管に入ってしまうことです。

　肺炎を引き起こす危険があるので、くわしい検査（下記）を受けることをおすすめします。

適切な食事形態を確認したいとき

　嚥下(えんげ)の評価は反復唾液嚥下(だえきえんげ)テスト(RSST)、改訂水飲みテスト（MWST）、フードテスト、聴診所見、嚥下(えんげ)内視鏡検査（VE）、嚥下(えんげ)造影検査（VF）などいろいろあります。

　私は在宅患者様の家で嚥下内視鏡検査（VE）を歯科医師に依頼して、ケアマネジャー、訪問看護師、ホームヘルパーなど多職種と見学しています。くわしくは歯科診療や耳鼻科医院で相談しましょう。

家族・介護者のかたへ

## いっしょに食事をする機会を増やす

　親と同居していても、生活時間が異なるため別々に食事をとっている人もいますが、食事中の様子に気を配ると、小さな変化の気づきにつながります。ずっとおいしく食事をしてもらうためにも、ときどきは食卓をいっしょに囲むといいですよ。

　また、たまに外食して環境を変えて食事をすると、食事量が増えたりすることもあります。

## Q10 トイレが近くなるからと、水分を避けるようになってしまいました。

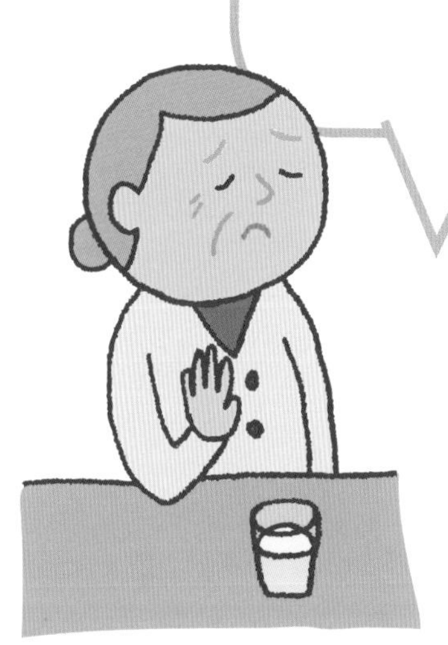

## A10 のどの渇きを感じにくくなっているので、周囲の人が気を配ることがたいせつです。

トイレが近い部屋に移動してもらう、夜間だけでもポータブルトイレを置いてもらうといったことで、安心して過ごせるかたもいます。

高齢のかたは目安として1日あたりペットボトル3本分（1.5リットル）、食事から1リットルの水分をとる必要があります。のどの渇きを自覚しにくくなり、体に水分を保持する機能も低下するため、飲み物からとる水分量が、1リットル以下になってしまうと、脱水症や熱中症が心配です。

水やお茶だけでなく、コーヒー、ココア、スポーツ飲料、牛乳、ヨーグルトドリンクなど、いろいろな物を用意しておきましょう。寝室、リビングなど手にとりやすいところに飲み物を置くなどしておくといいと思います。

のどが渇いていなくても、こまめに飲んでもらうための声かけをしたり、起床時や入浴前後の水分摂取を習慣づけるなど、家族や介護者がサポートすることがたいせつです。

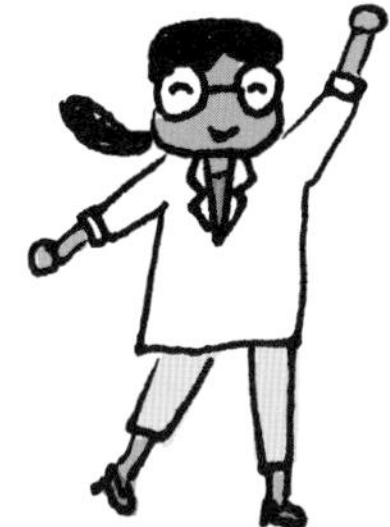

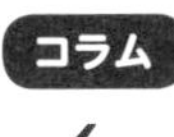


# ☑脱水症のサインと1日にとりたい水分量

- □ トイレに行く回数が減っている。
- □ 皮膚をつまんで３秒以上、もとに戻らない。
- □ 発熱・嘔吐・体調不良がある。
- □ 便秘である
- □ 舌が乾いている。

すべての項目が当てはまらなくても、
脱水症になっているかもしれません。
すみやかに水分補給をして様子を見てください。

## 1日にとりたい水分量の目安

| | | |
|---|---|---|
| 飲み物から 1.5 リットル | ➡ | ペットボトル 500㎖×３本分<br>※飲み物からとる水分が1リットル以下になると、初夏から夏は、脱水症や熱中症が心配です。 |
| 食べ物から 1 リットル | ➡ | 果物・スープ・みそ汁・煮物・野菜・冷奴・ごはんなど |

## Q11 認知症の早期発見に役立つ兆候を教えてください。

## A11 食生活にも、これまでと違うさまざまな変化が現われます。

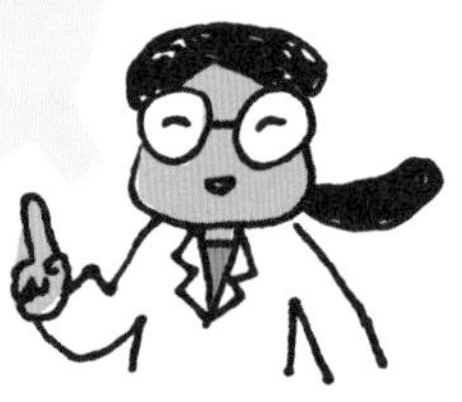

認知症になると、日時がわからなくなったり、物事を順序立てて計画的に実行するのがむずかしくなります。料理をしなくなったり、電子レンジの操作方法を忘れてしまうなどして、食事量や水分量がだんだんと少なくなって体重が減少します。また、直前に起きたことを記憶できないので、食べたことを忘れて「食事はまだ?」と何度も、たずねたりすることもあります。

早めに対応することで、認知症の進行を穏やかにする可能性もあります。適切な治療を受けさせ、介護サービスを使って安心して同じ暮らしが続けられるように手助けしていきましょう。

### ✓ 食生活にかかわる認知症のサイン

- □ 食べたことを忘れて何度も食事をしたがる。
- □「食事を食べさせてもらってない」と訴える。
- □ 食事をとらず、ぼーっとしている。
- □ 食べ物に興味を示さない。
- □ 箸（はし）、スプーン、フォークの使い方がわからなくなる。
- □ 食事に対して集中力がなくなる。（ウロウロしたり、食事を放棄してテレビを見たりする）
- □ 昼夜逆転して食事時に寝ている。
- □ 食の好みが変わる。嫌いな食べ物が増える。
- □ 怒りっぽくなる。
- □ 食事量、水分量が少なくなり、体重が減少する。

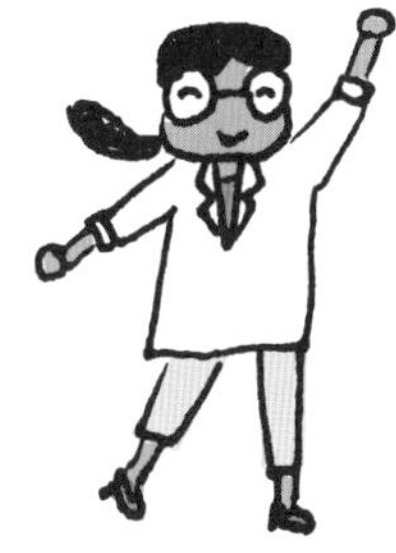

コラム

## 栄養や食生活について相談したいとき

食事中によくむせる、適切な治療食がわからないときなどは、かかりつけの医療機関の管理栄養士にお問い合わせください。お近くに医療機関や薬局、開業栄養士が運営している「栄養ケア・ステーション」があれば、そこでも相談できます。

## 顔が見える栄養士を目指して

高齢で元気なかたが、体重減少が気になる、あるいは肥満でどうしたらいいかわからないといったときに気軽に相談する場所をもっと増やしていきたいと思い、地域での活動に力を入れています。

これからも介護予防の料理教室、住区センター祭りなどで区民に栄養や食事の大切さを直接伝え、「顔が見える栄養士」を目指していきます。

皆さんも食事や栄養のことを地域の栄養士、管理栄養士に気軽にご相談ください。きっと栄養改善できるヒントをたくさんくれると思います。

コレステロールが
気になる人を
対象にした
調理実習のメニュー

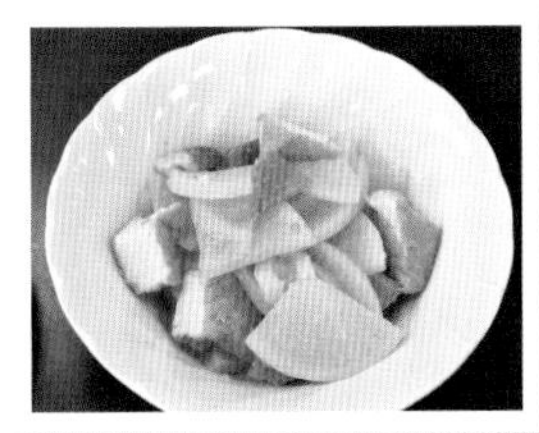

大根と生揚げのごまみそ煮

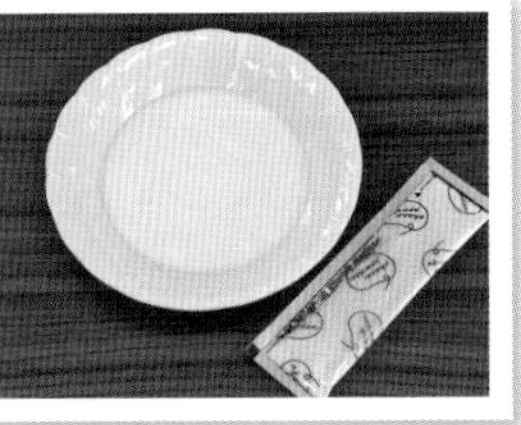

おからパウダー入りヨーグルト

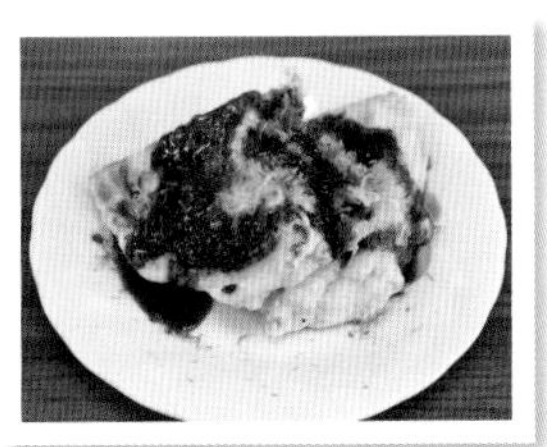

長芋とキャベツのお好み焼き

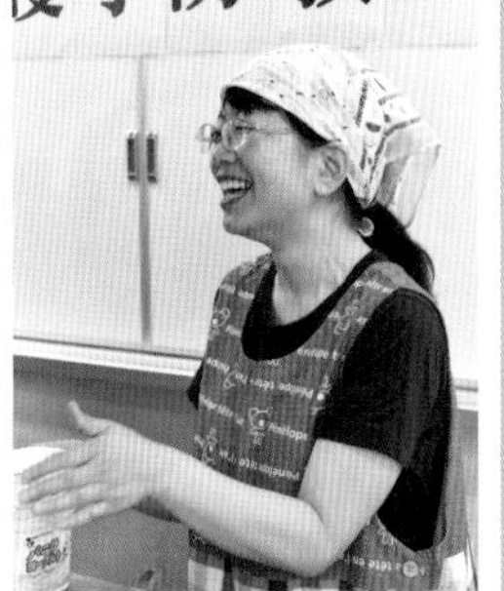


調理実習つきの介護予防教室

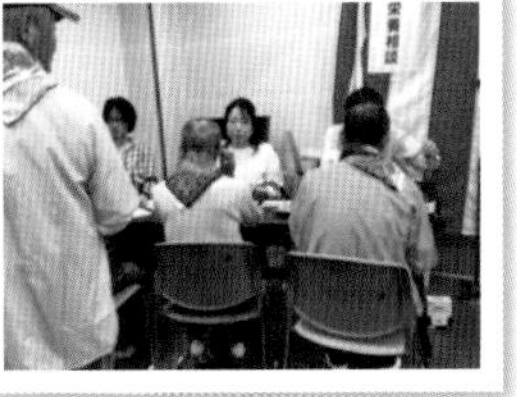

住区センター祭り

訪問栄養ノート
ケース4

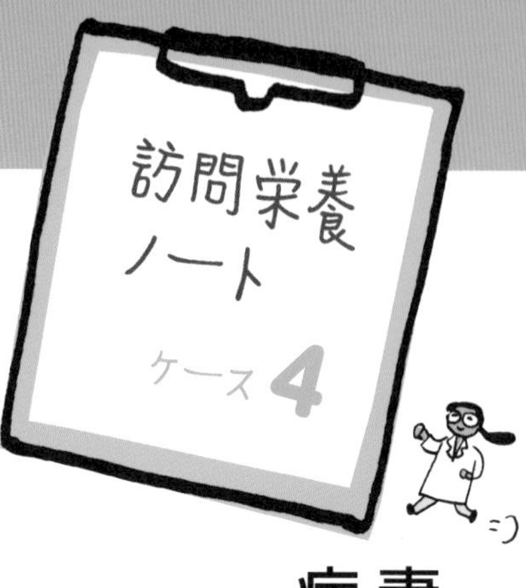

# 妻を介護していた勝正さんが病に倒れたことで得た教訓

勝正さん（70）は電気関係の技術者で定年退職。年金生活の家計のやりくりがじょうずだった。恵美子さん（65）は糖尿病性腎症のため、透析治療中。娘（23）は会社員で帰宅が遅く、ご夫婦とも、娘の生活を介護のために犠牲にしたくないと思っている。

ねえポチ、在宅医療においては、患者さんのことを一番に考えますよね？
？、
でもね、ポチ。その患者さんを介護するのは誰でしょうか？
ワウー？
そう！介護をするのは、患者さんのご家族なんです！
ワン！
ご家族の負担が大きすぎないか、確認しましょ…
うわ〜！
ウワン♪

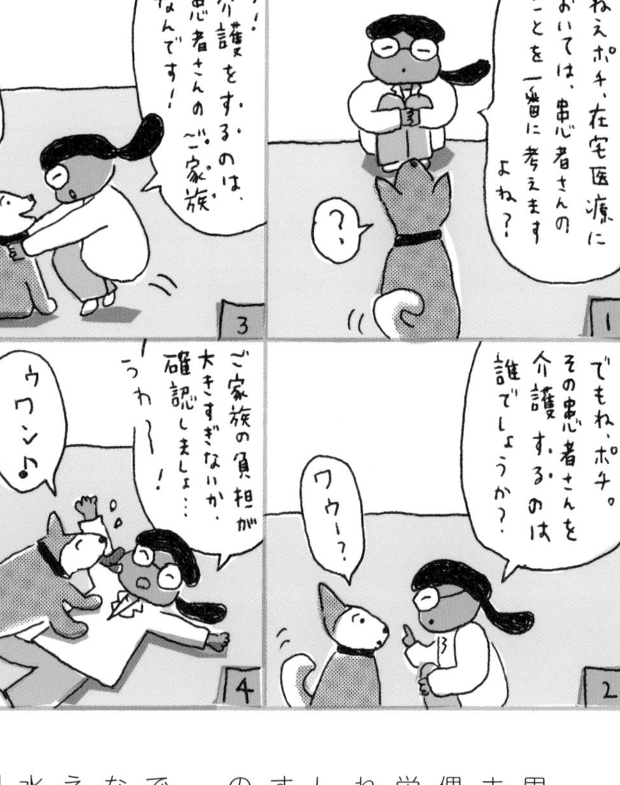

在宅で診療を受ける患者さんは男性ばかりでなく、女性も多くいます。その場合、介護する人が配偶者（男性）になることが多く、栄養指導のさいは、目玉焼きも作れないというかたに料理の指導をしなければならないこともあります。恵美子さんを介護するご主人の勝正さんもそうでした。

恵美子さんは足が悪く歩行困難で、糖尿病性腎症のために透析となりました。目も白内障でよく見えませんでした。食事は、減塩、水分制限、たんぱく質やカリウム制限がありましたが、勝正さんはおかずが作れないため、スーパーの総菜を利用するなどして食事を用意していました。しかし、恵美子さんの血液検査の結果がよくないことから私が訪問することに。

## 他人の訪問をいやがる家族の気持ち

まず、減塩のためにみそ汁は1日1回にしてもらい、さらに減塩の味を覚えてもらいました。煮物などは調味料の計量ができないといわれるので、いつもの味つけよりもうす味にすることをアドバイスしましたが、料理をしたことがない勝正さんにとって、かなりむずかしいようでした。

しかも、勝正さんは家に他人が入るのがいやで、ホームヘルパーを希望されませんでした。私が伺うことも最初は抵抗があったようです。しかし、自分に合った食事がとれないことに不安を感じていた恵美子さんが、「栄養士さんが家に来て病気によい料理を作ってくれて、作り方も教えてもらえることがうれしい」と私の訪問を楽しみにしてくれたようで、それにつられるように勝正さんも、心待ちにしてくれるようになりました。

恵美子さんは病院で週3回透析をしていて、そのときに昼食も提供されていたので、残り4日の昼食は恵美子さんの好きなパン食にして、冷凍野菜を利用した温野菜サラダなどの作り方を勝正さんにお伝えしました。夕飯は、腎臓病食の宅配サービスも利用してもらうことに。週末は、娘さんが家事を手伝い恵美子さんの好きな煮物を作ってくれておいしそうに食べていました。この煮物は、野菜をゆでこぼしてカリウムを減らした、減塩の味つけです。

### 体調不良で病院に……
### 勝正さんの突然の告白

ある日、いつもどおりに訪問すると、勝正さんが台所にふとんを敷いて寝ていました。理由を尋ねると、最近体調が悪く、病院に行って検査をしたらがんだといわれた、というのです。「薬を飲んでいるけれどもぐあいが悪くて、もう立っているのもつらいんだ。部屋で寝ると介護ができなくなるから、ここで寝ることにした」と。私はびっくりしてしまいました。ちょうど5月の大型連休に入る前日で、早く病院に行くようにいうと、恵美子さんが透析から帰ってくるから家にいないとだめだ、といわれました。そのとき私は、ふだんはむっつりしていて、おしゃべり好きな恵美子さんの話をただ聞いているだけという印象の勝正さんが、とても家族思いで責任感が強く、温かい人柄であることがわかりました。

そこでケアマネジャーに来てもらい、いっしょに説得して、ケアマネジャーが留守番をすることで勝正さんはようやく納得し、病院に。すぐに入院となりましたが、1か月後に病院で亡くなりました。恵美子さんや娘さんの悲しみはとても深かったです。その後、娘さんが会社を辞めて恵美子さんの介護をすることになりました。

### 介護者に負担がかかりすぎていないか

このとき、私は、在宅医療は介護されるご本人にとってよいことでも、介護者である家族にとってもベストな状態なのかを確認する必要があることに気づきました。勝正さんがやせていくのを見過ごしていたのです。

それ以降、介護者が継続して介護できる状態か、負担はかかりすぎていないかを確認するようになりました。負担が大きくなる場合、ケアマネジャーに連絡してケアプランを見直してもらいます。

家族の介護負担が大きくなり、疲れ果てている姿を見るのは、介護されるご本人にとってもつらいことなのです。

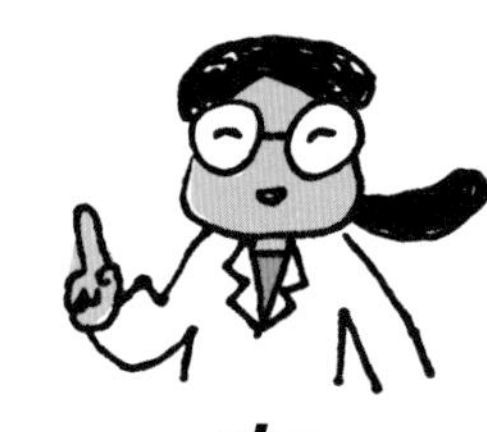

# 在宅高齢者の栄養指導のポイント

在宅医療の現場で管理栄養士は、栄養の専門家として医師、歯科医師、看護師、理学療法士、言語聴覚士、相談員、ケアマネジャー、施設職員、ホームヘルパーなど、じつにさまざまな職種の専門家と連携して在宅患者様の栄養状態を少しでもよくして、スムーズに生活できるよう支援します。

ご自宅で患者様の食事内容の聞きとりを行ない、その人が摂取している栄養量を算出し、必要栄養量を算出し、不足している栄養をどう補ったらいいか考えます。栄養スクリーニング、栄養アセスメントから栄養の問題点を見つけ出し栄養ケアを行ないます。具体的な栄養ケアとして栄養相談、他職種と連携した食支援、調理レシピの提案、調理指導などがあります。

## どんな食習慣を持っていてもまっすぐ受け止める

大切なのは、患者様の食習慣や食事内容を正確に把握することです。そのためには患者様や家族から信頼を得る必要があります。

食事内容の聞きとりをするとき、3回の食事で食べたものを聞くだけでは、本当に食べたものは探り出せません。「朝ごはんと昼ごはんの間に何を食べましたか？　昼ごはんと夜ごはんの間に何を食べましたか？　夜ごはんと寝るまでの間に何を食べましたか？」と、食事だけでなく間食についても丹念に質問します。私たちの想像を超える間食をしているケースが多々あるんです。

まずは怒らず、冷静に聞きとります。正確な食事内容と食習慣を聞きとったら、なぜそのような食習慣となるのか、原因を探ります。

## 「寝る前にカップラーメンを食べています」と言われたら

患者様が「毎晩、寝る前にカップラーメンを食べています」と言ったら、「私もカップラーメン好きですよ！　どのメーカーがお好きですか？寝る前に食べているカップラーメンは何個ですか？」と、即座に明るく切り返すくらいの余裕が必要です。

高齢者の食習慣は非常に多様性があります。どんな食事内容を聞いても、驚かず、冷静に対応しましょう。

その人の価値観や人間性にかかわるたくさんの情報を隠さず話してくれたら、貴重な材料となるのです。かつて私も失敗したことがありますが、こちらが否定的な言葉や表情を見せた途端に、相手は本音を一切言わなくなります。

## 患者様に20分程度話してもらい、5～10分で栄養指導

栄養指導の所要時間が30分の場合、何分くらいを栄養指導の時間にあてていますか？　経験の浅いうちはつい説教モードになり、患者様より自分のほうが長く話してしまいがちです。私は患者様に20分程度は話してもらい、5～10分で指導をしています。患者様の話を聞きながら、どうアプローチしたら心にグッと響いて、無理なく食事内容を改善してもらえるか考えます。

生活習慣病の場合は、改善しないと疾病が進行してどうなるか説明します。効果が出ない場合は、医師や看護師にも再度注意してもらうと、より効果的です。

## 実践できるところまでハードルを下げる

食事療法でいきなりむずかしいことを要求しても、患者様は実践できません。栄養指導内容がよくわからない場合もあるので、まず指導内容が理解できたか確認します。栄養指導は理解できても、実践できないようであれば、どういうことなら実践できるのか聞いて、まずは実践できるところまで、ハードルを下げてあげる必要があります。

その後、まず実践してもらって、できたらほめる。できなければどうしてできなかったのか聞きとります。そして少しずつ時間をかけてできるようになるまで進めていくのがポイントです。

## 食事内容・食習慣の聞きとりの極意

**その1** 間食についても丹念に質問し、本当に食べたものを探り出す。

**その2** 否定せず、冷静に聞きとる。

**その3** 聞きとりをしながら、人間性やその人の価値観を想像する。

**その4** 患者様からの聞きとりが20分、指導は5～10分で行なう。

**その5** 実践できるところまでハードルを下げる。

### おわりに
### 在宅のフィールドでがんばっているかた・在宅を志す皆さんへ

在宅では介護力の不足により、多くの栄養問題が生じてます。この本がきっかけで、料理をしてこなかった高齢者が自分で食事作りができるようになったり、ご家族の調理時間の短縮が介護負担軽減につながるという、在宅栄養ケアへの理解を深めていただけたら幸いです。
本書を作成するにあたり、ご尽力いただきました多くの皆さまに、厚く御礼申し上げます。

もっと栄養のプロである
管理栄養士をご利用ください。
そして、管理栄養士は
在宅で活躍しよう！

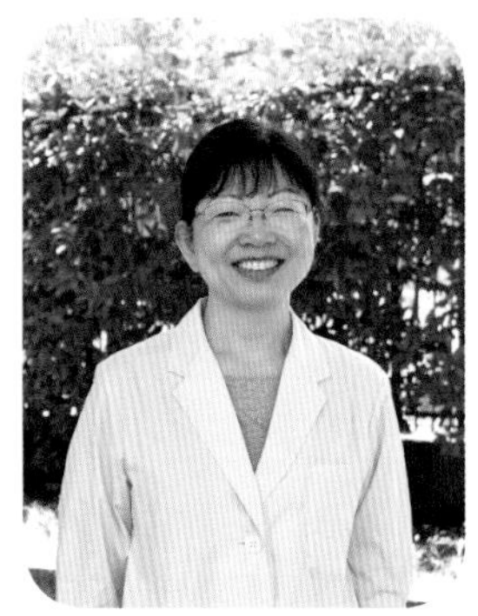


著者**中村育子**（なかむらいくこ）

名寄市立大学
保健福祉学部栄養学科准教授


1994年、女子栄養大学栄養学部卒業。2011年、同大学院栄養学研究科栄養学専攻修士課程修了。2018年、静岡県立大学大学院薬食生命科学総合学府博士後期課程修了。1994年より板橋区立西台高齢者在宅サービスセンター勤務、医療法人社団福寿会福岡クリニック在宅部栄養課課長を経て現職。一般社団法人日本在宅栄養管理学会（通称：訪栄研）副理事長。在宅訪問管理栄養士の第一人者であり、栄養指導のスペシャリスト。趣味は落語を聞きに行くこと、陶芸。


著者● 中村育子
料理・写真・栄養計算● 味の素㈱（p12-13,44-45,51-59,84）
味の素冷凍食品㈱（p20-21,24-29,36-37,39）
（一社）日本冷凍食品協会（p19,22-23,30-32,34-35,38）
マルハニチロ㈱（p62-66,68）
キユーピー㈱（p17,69）
料理● 田中可奈子（p42,43,46-50）
写真● 南雲保夫（p42,43,46-50）
栄養計算● 戍亥梨恵（p42,43,46-50）
絵● 木本直子　鹿又きょうこ（中村育子氏の絵・漫画）
取材・構成● 大久保朱夏
デザイン● 横田洋子
校閲● くすのき舎

*味の素㈱、味の素冷凍食品㈱、マルハニチロ㈱、キユーピー㈱、（一社）日本冷凍食品協会の協力を得て、中村育子氏が開発・監修を手がけたもの、および月刊誌『栄養と料理』介護特集で、中村育子氏監修により料理研究家の田中可奈子氏が考案した料理を収載しました。
*訪問栄養ノートは月刊誌『栄養と料理』の中村育子氏の連載「東京足立区発 中村育子の在宅栄養訪問録」から改変して掲載しました。

冷凍食品・市販品・レトルト・缶詰をフル活用
**70歳からのらくらく家ごはん**

発　行　2020年2月25日　初版第1刷発行
　　　　2022年2月25日　初版第2刷発行

発行者　香川明夫
発行所　女子栄養大学出版部
〒170-8481　東京都豊島区駒込3－24－3
電話　03-3918-5411（営業）
03-3918-5301（編集）
ホームページ　https://eiyo21.com/

振　替　00160-3-84647
印刷・製本　シナノ印刷株式会社



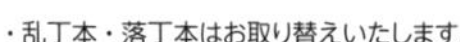
・乱丁本・落丁本はお取り替えいたします。
・本書の内容の無断転載・複写を禁じます。また、本書を代行業者等の第三者に依頼して電子複製を行うことは、一切認められておりません。



ISBN978-4-7895-4753-6



© Ikuko Nakamura 2020,Printed in japan